Médecine Visionnaire par l'IA

Apprendre l'Ophtalmologie pour Débutants

Écrit par
Eric LeBouthillier

AcraSolution | 2025 1st Edition
www.acrasolution.com

Préface

À qui s'adresse ce livre
Ce livre est écrit pour toute personne prête à suivre un chemin clair et structuré vers la croissance. Que vous soyez un débutant à la recherche d'orientation, un professionnel souhaitant affiner ses compétences ou un esprit créatif en quête d'un cadre pour transformer des idées en actions, les chapitres sont conçus pour vous rencontrer là où vous en êtes. Si vous recherchez un guide qui allie clarté et sens pratique, ce livre est fait pour vous.

Ce que vous pouvez attendre
À l'intérieur, vous trouverez une progression complète en 12 chapitres qui vous guide pas à pas, des bases jusqu'à la maîtrise. Chaque chapitre est divisé en plusieurs sous-thèmes ciblés. Attendez-vous à des stratégies pratiques, des explications claires et des enseignements concrets que vous pourrez appliquer immédiatement. À la fin, vous n'aurez pas seulement appris — vous aurez acquis la confiance nécessaire pour recommencer, plus fort et mieux préparé pour ce qui vient ensuite.

AVERTISSEMENT LÉGAL

Table des Matières

CHAPITRE 1

La Vue : Le sens qui façonne notre monde

Pourquoi la Vue Est le Sens le Plus Précieux

La vue n'est pas simplement un des cinq sens — c'est la passerelle entre notre monde intérieur et l'univers extérieur. C'est par la lumière, la couleur, le mouvement et les formes que nous percevons la réalité, que nous interagissons avec notre environnement, et que nous prenons des décisions instantanées qui touchent à notre survie, notre bien-être et nos émotions.

Dans ce premier chapitre, vous allez comprendre pourquoi la vision est souvent considérée comme le sens le plus critique, et comment les avancées en intelligence artificielle (IA) transforment aujourd'hui la manière dont on évalue, protège et soigne ce sens vital. Si vous êtes débutant en ophtalmologie, cette section vous offrira une base solide — non seulement scientifique, mais aussi profondément humaine.

L'Oeil : Une Extension du Cerveau

L'œil humain est souvent qualifié d'extension directe du cerveau. Ce n'est pas une métaphore. Anatomiquement, la rétine fait partie du système nerveux central, et elle contient des cellules nerveuses capables de traiter l'information visuelle bien avant qu'elle n'atteigne le cortex visuel.

Chaque œil capte près de **10 millions d'informations par seconde**. Ces signaux sont filtrés, interprétés et traduits par le cerveau pour former une image claire de notre environnement. Sans cette mécanique d'une précision chirurgicale, des fonctions aussi basiques que marcher, lire, conduire ou reconnaître un visage deviendraient impossibles.

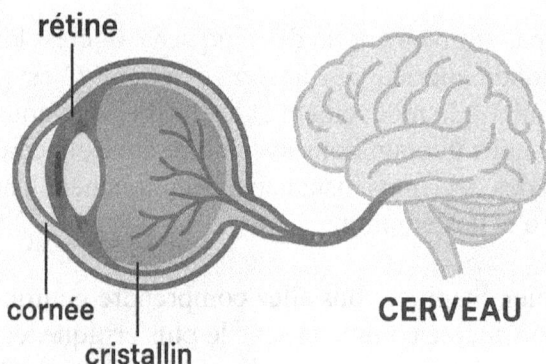

rétine — **cornée** — **cristallin** — **CERVEAU**

Ce Que Nous Perdrions Sans la Vue

Imaginez un instant perdre complètement la vue. La perte ne serait pas seulement fonctionnelle — elle serait émotionnelle, sociale, et économique. Plus de 80 % de notre interaction avec le monde extérieur dépend directement de la vision :

- Lire un écran ou un livre
- Interpréter des expressions faciales
- Reconnaître un danger imminent (voiture, feu, chute)
- Maintenir une posture et un équilibre corrects
- Travailler dans la majorité des professions modernes

Cela explique pourquoi **la cécité** est l'un des handicaps les plus redoutés dans le monde, et pourquoi la médecine ophtalmologique est devenue une priorité mondiale en santé publique.

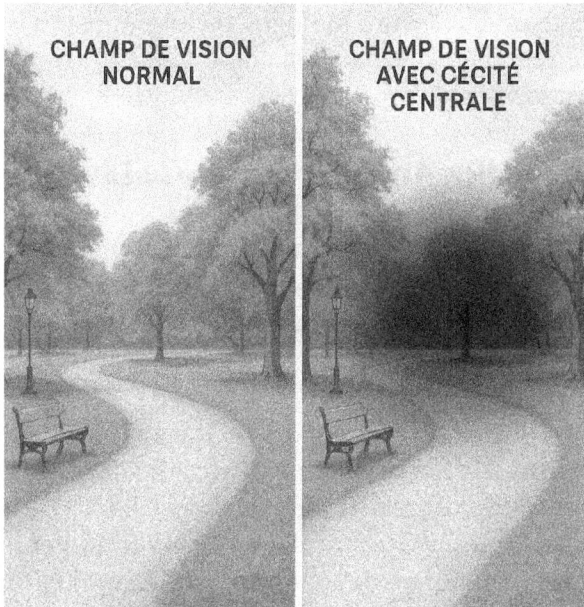

CHAMP DE VISION NORMAL

CHAMP DE VISION AVEC CÉCITÉ CENTRALE

Visionnaire par Nature, Visionnaire par Technologie

La médecine ophtalmologique est aujourd'hui l'un des domaines les plus avancés dans l'application de l'intelligence artificielle. Pourquoi ? Parce que l'image est au cœur du diagnostic visuel, et que les systèmes d'IA sont particulièrement puissants pour **analyser les images médicales à grande échelle** — avec rapidité, précision, et objectivité.

Cela signifie qu'un algorithme bien entraîné peut :

- Détecter une rétinopathie diabétique avant qu'un médecin ne la voie
- Évaluer le risque de glaucome à partir d'un simple scan OCT
- Suivre l'évolution d'une dégénérescence maculaire sans erreur humaine
- Aider les professionnels non spécialistes à poser un diagnostic fiable

C'est cette convergence entre **biologie, technologie et vision humaine** qui rend la médecine ophtalmologique d'aujourd'hui véritablement visionnaire.

Ce Que Vous Allez Apprendre dans Ce Livre

Si vous êtes un professionnel de santé débutant, un étudiant curieux, ou un décideur intéressé par la convergence entre santé et innovation, ce livre vous servira de guide accessible. Vous apprendrez :

- Les **principes fondamentaux** de l'anatomie oculaire
- Les **pathologies visuelles majeures** et leurs signes précoces
- Les **outils de diagnostic assistés par l'IA**
- Les meilleures **pratiques pour la prévention et le dépistage**
- Et surtout, comment **la médecine ophtalmologique devient proactive** plutôt que réactive

La vue est le seul sens qui peut être préservé ou restauré grâce à la technologie de demain. L'intelligence artificielle, bien appliquée, ne remplace pas le médecin — elle l'amplifie. Et ce potentiel commence par la connaissance. En tant que lecteur débutant, vous êtes déjà sur le bon chemin.

Étapes Clés à Retenir

- La vue est le sens dominant pour la perception, l'équilibre et l'interaction sociale
- L'œil fonctionne comme une extension du cerveau
- Les pertes visuelles ont un impact multidimensionnel : physique, cognitif, émotionnel
- L'IA permet une analyse ultra-précise des images ophtalmologiques
- L'avenir de la médecine visuelle repose sur une alliance entre humain et machine

Étapes d'Action Imprimables

- Notez votre dernier **examen de la vue** : date, résultats, recommandations
- Renseignez-vous sur les antécédents familiaux de **maladies oculaires**
- Installez un **filtre lumière bleue** sur vos écrans si vous passez >4h/jour dessus
- Planifiez un **dépistage ophtalmologique** annuel si vous avez plus de 40 ans
- Suivez notre prochain chapitre pour apprendre à **lire une image rétinienne assistée par IA**

Exemple Réel : Le Programme EyeArt en Californie

Ce qui s'est passé :
En Californie, plusieurs cliniques ont mis en place un système d'IA appelé *EyeArt* pour dépister la rétinopathie diabétique chez les patients sans ophtalmologiste sur place. Des assistants médicaux prennent des images de la rétine, et l'algorithme donne un diagnostic en moins de 60 secondes.

Ce qui a bien fonctionné :

- 91 % de précision diagnostique
- Réduction drastique du temps d'attente
- Moins de 5 % de cas nécessitant un second avis

Ce que nous apprenons :
Même dans des zones sous-dotées en spécialistes, l'IA permet un accès rapide et fiable aux soins visuels. Cela réduit les cas de cécité évitable — surtout chez les patients diabétiques.

Comment la Vie Change Quand On Perd la Vision

Perdre la vue, c'est bien plus que perdre un sens. C'est voir son quotidien redéfini, sa liberté réduite, ses repères effacés. C'est devoir réapprendre à vivre dans un monde conçu pour les voyants. Dans cette section, nous allons explorer l'impact réel et multidimensionnel de la perte de vision — pas seulement médical, mais aussi émotionnel, social, professionnel et technologique.

La cécité ou la malvoyance sévère transforme l'existence. Elle impose un rythme, des choix et des contraintes que la majorité des gens n'imaginent pas. Pour les professionnels de santé comme pour les aidants, comprendre ces conséquences est indispensable. Pour les patients débutants dans leur parcours de soins, cette prise de conscience permet de mieux anticiper les défis — et de tirer parti des solutions existantes, notamment celles portées par l'intelligence artificielle.

Perte d'Autonomie : Du Geste Simple au Quotidien Complexe

Quand la vue disparaît partiellement ou totalement, les gestes les plus anodins deviennent des obstacles. Se déplacer seul dans la rue, préparer un repas, lire une étiquette, reconnaître un billet de banque ou même répondre à un message sur un téléphone — tout demande une adaptation, parfois une assistance.

Selon l'Organisation Mondiale de la Santé (OMS), **plus de 75 % des personnes atteintes de déficience visuelle modérée à sévère rencontrent des difficultés dans les activités de la vie quotidienne**. Et ces obstacles ne sont pas seulement logistiques — ils sont aussi psychologiques. Perdre la capacité à se repérer dans l'espace peut générer un **sentiment constant d'insécurité** et une **peur de tomber** qui limite encore davantage l'autonomie.

Isolement Social et Impact Psychologique

La perte de vision isole. Elle change la manière dont une personne interagit avec les autres. Les signaux non verbaux — sourires, expressions faciales, regards — deviennent inaccessibles. Cela crée une barrière invisible mais réelle dans la communication.

Des études démontrent que les personnes atteintes de déficience visuelle présentent des **taux plus élevés de dépression et d'anxiété**, en particulier lorsqu'elles n'ont pas accès à des aides technologiques ou à un accompagnement psychologique. Ce n'est pas simplement un problème de santé mentale — c'est un cercle vicieux où l'isolement aggrave la perte de repères, qui elle-même renforce l'isolement.

Conséquences Économiques et Professionnelles

Sur le plan professionnel, la perte de vision peut entraîner une reconversion forcée, une baisse de revenus, voire une exclusion du marché du travail. Dans de nombreux pays, les personnes malvoyantes sont **trois fois plus susceptibles d'être sans emploi** que les personnes voyantes, même lorsqu'elles ont des compétences comparables.

Cela crée une dépendance accrue à l'égard des proches ou des aides sociales. Et dans les pays où les structures d'accompagnement sont insuffisantes, cela peut signifier **un basculement rapide dans la précarité**.

Il est donc vital de diagnostiquer les troubles visuels tôt — avant que les conséquences professionnelles deviennent irréversibles.

Réapprendre à Vivre Grâce à la Technologie

Mais il existe aussi une autre facette, résolument optimiste. Aujourd'hui, des technologies adaptées permettent aux personnes atteintes de déficience visuelle de regagner en autonomie. Et l'intelligence artificielle y joue un rôle de plus en plus central.

Voici quelques exemples concrets :

- **Applications vocales** (comme Be My Eyes ou Seeing AI) qui décrivent l'environnement ou lisent les textes à voix haute
- **Lunettes intelligentes** capables d'identifier les visages, les obstacles, et les couleurs
- **Capteurs IA portables** qui vibrent pour signaler la présence d'un objet ou d'un danger
- **Outils de navigation GPS vocaux** spécialement conçus pour les déplacements urbains

Ces innovations transforment le handicap visuel en **défi surmontable**. Elles ne suppriment pas la difficulté, mais elles redonnent aux individus **le pouvoir de choix, de mouvement et de décision**.

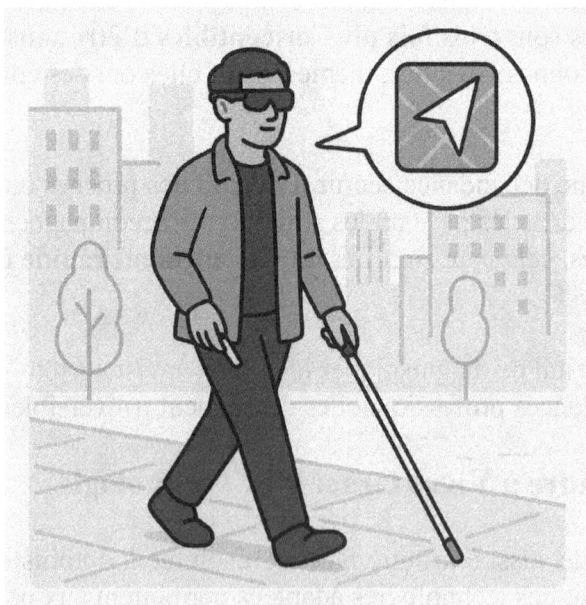

Exemple Réel : Marie, Pharmacienne à Lyon

Ce qui s'est passé :
Marie, 52 ans, pharmacienne à Lyon, a développé une rétinopathie pigmentaire héréditaire. Sa vision périphérique s'est réduite progressivement jusqu'à ne plus voir que par un petit tunnel central. Travailler au comptoir est devenu dangereux : erreurs de dosage, impossibilité de lire les ordonnances.

Ce qui a changé :
Avec l'aide d'un ophtalmologiste spécialisé et d'un ergothérapeute, elle a été équipée d'un système de lecture optique à intelligence artificielle. En quelques semaines, elle a pu reprendre une activité professionnelle — en partie administrative, mais toujours dans son domaine.

Ce que nous apprenons :
La perte de vision n'est pas la fin d'un parcours professionnel. Avec les bons outils, l'environnement peut être adapté à la personne — et non l'inverse.

Le Rôle de l'IA dans l'Accompagnement

L'intelligence artificielle ne rend pas la vue, mais elle **restitue une lecture du monde**. En transformant des images, des objets et des signes en informations audio ou tactiles, l'IA devient une interface. Elle permet à une personne malvoyante de comprendre, d'anticiper et d'agir — et donc de retrouver une partie de ce qui a été perdu.

Dans les années à venir, les systèmes d'IA seront intégrés de façon invisible : dans les lunettes, les smartphones, les montres, les écouteurs. Cela signifie que l'autonomie sera possible **sans dépendre constamment d'un tiers**. Une révolution silencieuse — mais capitale.

Ce Que Vous Devez Retenir

- La perte de vision bouleverse l'autonomie, la communication et l'identité
- Les conséquences sont physiques, mentales, sociales et économiques
- Les technologies basées sur l'IA offrent des solutions concrètes, déjà disponibles
- L'accompagnement précoce et les aides techniques peuvent radicalement changer le pronostic de vie

Checklist d'Accompagnement Visuel

- Avez-vous accès à un ophtalmologiste ou orthoptiste spécialisé ?
- Avez-vous testé une application d'assistance visuelle sur votre téléphone ?
- Votre environnement de travail est-il adaptable à une déficience visuelle ?
- Connaissez-vous vos droits à l'accompagnement et aux aides techniques dans votre région ?
- Êtes-vous informé sur les solutions IA disponibles pour les malvoyants ?

L'Histoire Ancienne des Soins Oculaires (Égypte, Grèce, Inde)

Bien avant l'invention du microscope, de la chirurgie au laser ou de l'intelligence artificielle, les civilisations anciennes observaient déjà les mystères de l'œil avec fascination, respect — et ingéniosité. L'histoire des soins oculaires est aussi vieille que la médecine elle-même. En Égypte, en Grèce et en Inde, les premiers médecins cherchaient à comprendre les troubles visuels, à soulager la douleur oculaire et à préserver la vue. Cette section explore ces racines historiques, pour mieux comprendre comment les connaissances d'hier ont jeté les bases de la médecine ophtalmologique moderne.

Égypte Ancienne : L'Œil d'Horus et les Premiers Traitements

L'œil occupait une place sacrée dans la culture égyptienne. L'**Œil d'Horus**, symbole de guérison et de protection, était non seulement un talisman, mais aussi une métaphore du pouvoir régénératif de la vision. Sur le plan médical, les Égyptiens furent parmi les premiers à **documenter les maladies oculaires et leurs traitements**.

Les papyrus médicaux comme le **Papyrus Ebers** (vers 1550 av. J.-C.) mentionnent plus de **40 formules liées aux yeux**. Les traitements incluaient :

- Des **onguents à base de miel**, reconnu pour ses propriétés antibactériennes
- Des mélanges de **résines, plantes broyées et minéraux** pour soigner les inflammations
- L'usage de **kôhl**, non seulement cosmétique, mais aussi protecteur contre les infections (grâce à sa teneur en plomb et en antimicrobiens naturels)

Les Égyptiens connaissaient également des conditions comme la conjonctivite, les ulcères cornéens, et certaines formes de cataracte, bien qu'ils ne pratiquaient pas encore la chirurgie.

Grèce Antique : La Vision au Cœur de la Philosophie et de la Science

Chez les Grecs, la vue n'était pas seulement un phénomène biologique : c'était un objet de **philosophie, de mathématiques et de médecine**. Le débat sur la nature de la vision — émise par l'œil ou reçue par l'œil — traversait les écoles d'Aristote, d'Euclide et de Galien.

Mais au-delà des idées, la médecine grecque a joué un rôle fondamental dans l'**anatomie de l'œil et la compréhension des pathologies oculaires**.

Hippocrate (460–370 av. J.-C.), père de la médecine occidentale, considérait les maladies des yeux comme liées aux déséquilibres des humeurs (liquides vitaux du corps). Il recommandait :

- Des **compresses tièdes**, infusées de plantes médicinales
- Des bains d'yeux à base d'**infusions d'aneth, de fenouil ou de myrrhe**
- Des régimes alimentaires adaptés pour favoriser la clarté de la vue

Mais c'est **Galien (129–216 apr. J.-C.)**, médecin d'origine grecque, qui a proposé une **description anatomique détaillée de l'œil**, distinguant la cornée, la pupille, le cristallin, et le nerf optique.

Inde Ancienne : L'Art de Voir Selon l'Ayurveda et la Chirurgie Précoce

L'Inde a une tradition médicale millénaire centrée sur **l'Ayurveda**, une science de la vie et de l'équilibre entre le corps et l'univers. Le texte fondamental, le **Sushruta Samhita** (datant d'environ 600 av. J.-C.), contient plus de **70 chapitres consacrés aux maladies des yeux**.

Ce texte décrit :

- Des **traitements par plantes médicinales**, huiles et décoctions oculaires
- Des techniques de nettoyage des yeux avec des **solutions de ghee médicinal**
- Des massages autour des orbites pour améliorer la circulation oculaire
- Mais surtout, la **première description connue de la chirurgie de la cataracte**, appelée *couching*

La technique consistait à insérer une aiguille incurvée (appelée *Jabamukhi Salaka*) dans l'œil pour repousser le cristallin opaque vers le bas de l'œil, permettant à la lumière de revenir sur la rétine. Bien que primitive et risquée, cette procédure démontre une **compréhension anatomique et technique avancée** pour l'époque.

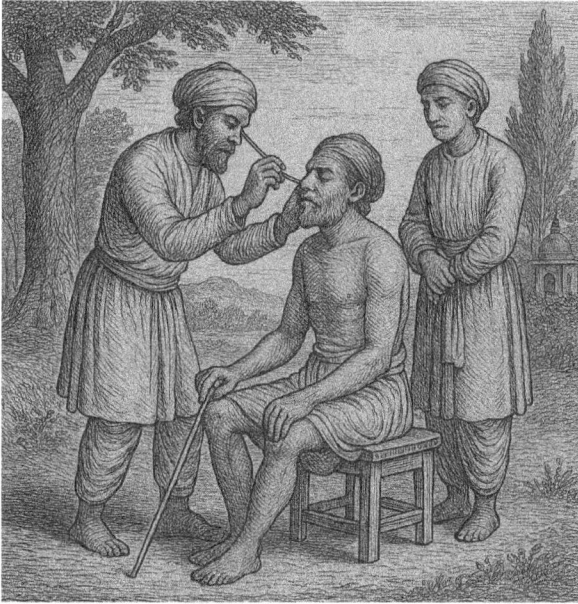

Héritages Croisés : Des Connaissances Ancestrales à la Médecine Moderne

Ces civilisations n'étaient pas isolées. Au fil des siècles, leurs connaissances ont voyagé : traduites, adaptées, perfectionnées par les médecins arabes, byzantins, puis européens. Les techniques, les plantes médicinales, et les instruments ont été transmis de génération en génération, jusqu'à former le socle de l'ophtalmologie moderne.

Voici ce que ces pratiques anciennes nous ont légué :

- L'importance du **diagnostic visuel précoce**
- Le recours à la **médecine intégrative** (plantes, nutrition, hygiène)

- Le **principe d'observation directe de l'œil** pour détecter les maladies
- L'idée que la vision n'est pas isolée, mais connectée à tout le corps

Ce Que Vous Devez Retenir

- L'Égypte ancienne utilisait des formules naturelles pour traiter les infections oculaires
- La Grèce antique a posé les bases de l'anatomie visuelle et des traitements holistiques
- L'Inde ancienne pratiquait déjà des interventions chirurgicales complexes sur les yeux
- Ces connaissances ont traversé les siècles pour nourrir la science médicale actuelle
- Comprendre ces racines enrichit notre compréhension de la vision moderne — et de l'IA qui la complète aujourd'hui

Faits Historiques à Noter

- Le Papyrus Ebers contient **les premières "ordonnances" ophtalmologiques**
- Galien a influencé la médecine européenne pendant plus de **1000 ans**
- La méthode de couching indienne a été utilisée jusqu'au **XIXe siècle** dans certaines régions

Le Rôle Réel des Ophtalmologistes Aujourd'hui

À l'ère des technologies médicales avancées et de l'intelligence artificielle, il serait tentant de croire que les machines peuvent remplacer certains professionnels de santé. Mais en ophtalmologie, c'est tout le contraire : les progrès techniques ont renforcé le rôle de l'ophtalmologiste, en lui permettant d'être plus précis, plus rapide, et plus stratégique. Aujourd'hui, l'ophtalmologiste n'est pas un simple technicien de la vue — c'est un **expert multidisciplinaire**, à la croisée de la médecine préventive, du diagnostic visuel, de la chirurgie de haute précision, et de l'accompagnement humain.

Dans cette section, vous découvrirez pourquoi leur rôle est absolument vital — et comment ils travaillent en synergie avec l'intelligence artificielle, plutôt que contre elle.

Bien Plus Qu'un Prescripteur de Lunettes

La plupart des gens associent encore l'ophtalmologiste à une paire de lunettes ou à un test de lecture sur tableau. En réalité, **moins de 20 %** du travail clinique d'un ophtalmologiste concerne les simples troubles de la réfraction (myopie, hypermétropie, astigmatisme). Le reste touche à la **prévention, au dépistage précoce, au suivi des pathologies chroniques**, et dans de nombreux cas, à des interventions chirurgicales complexes.

Voici les domaines clés dans lesquels les ophtalmologistes interviennent aujourd'hui :

- **Dépistage des maladies systémiques à travers les yeux** (diabète, hypertension, sclérose en plaques)
- **Suivi des pathologies oculaires chroniques** comme le glaucome ou la dégénérescence maculaire liée à l'âge (DMLA)
- **Chirurgies de la cataracte, du glaucome ou de la rétine**
- **Injection intraoculaire de médicaments** pour freiner la perte de vision
- **Urgences ophtalmiques** : décollement de rétine, corps étrangers, infections graves

Gardien de la Prévention Visuelle

Une grande partie des maladies oculaires sont **silencieuses** — elles n'occasionnent aucun symptôme avant d'avoir déjà causé des dégâts irréversibles. C'est là que l'ophtalmologiste joue un rôle déterminant : il voit ce que le patient **ne sent pas encore**.

Prenons l'exemple du glaucome : une augmentation progressive de la pression intraoculaire détruit les fibres du nerf optique. Le patient ne remarque rien... jusqu'à ce que la vision périphérique s'effondre. À ce stade, il est trop tard pour récupérer ce qui est perdu.

L'ophtalmologiste, à travers des examens spécifiques (mesure de la tension oculaire, champ visuel, OCT du nerf optique), peut **détecter la maladie des années avant les premiers symptômes**, et enclencher un traitement pour préserver la vision.

Spécialiste de la Lecture Visuelle Assistée

Avec les nouvelles technologies d'imagerie oculaire, le rôle de l'ophtalmologiste ressemble parfois à celui d'un **radiologue ultra-spécialisé**. Il doit interpréter des milliers de détails dans :

- Les **scans OCT (tomographie par cohérence optique)**, qui montrent les couches de la rétine
- Les **photographies du fond d'œil**, qui révèlent les microanévrismes, saignements, ou œdèmes
- Les **angiographies** qui suivent la circulation sanguine dans l'œil
- Les **analyses de la cornée**, utiles en chirurgie réfractive

Ces données sont complexes, volumineuses et sensibles à l'interprétation. L'IA peut assister, mais seul un ophtalmologiste formé peut poser un **diagnostic intégré**, qui tient compte des antécédents, du profil du patient, et des implications à long terme.

Chirurgien de Haute Précision

L'ophtalmologiste est aussi un **chirurgien de microstructures**. L'œil est un organe minuscule, fragile et dense en capteurs nerveux. La moindre erreur de quelques microns peut avoir des conséquences majeures.

Parmi les actes les plus fréquents :

- **Chirurgie de la cataracte** (la plus pratiquée au monde)
- **Greffes de cornée**
- **Réparations de déchirures ou décollements rétiniens**
- **Injections intra-vitréennes** pour des maladies comme la DMLA

Ces interventions nécessitent une **maîtrise technologique de pointe** : lasers, microscopes opératoires, robots assistés parfois, et désormais, des guidages en temps réel par intelligence artificielle.

Accompagnant Humain dans le Parcours de Soins

Un diagnostic visuel grave peut être vécu comme un choc : apprendre que l'on va progressivement perdre la vue transforme profondément le rapport à la vie quotidienne. L'ophtalmologiste est alors bien plus qu'un technicien. Il devient un **coach médical**, un **interlocuteur de confiance**, capable de guider le patient dans ses décisions, ses choix de traitements, ses adaptations au quotidien.

Dans les cas chroniques, comme le glaucome ou la rétinopathie diabétique, l'ophtalmologiste suit parfois un patient pendant **plusieurs décennies**. Cette relation de long terme est une clé de l'adhésion thérapeutique et du succès des traitements.

Exemple Réel : Dr. Lemarchand, Ophtalmologiste à Toulouse

Ce qui s'est passé :
Une patiente de 39 ans, informaticienne, consulte pour une fatigue visuelle. Le Dr. Lemarchand effectue un fond d'œil et détecte de micro-saignements — un signe précoce de rétinopathie diabétique. L'analyse OCT confirme un œdème maculaire débutant. La patiente ne savait même pas qu'elle était diabétique.

Ce qui a bien fonctionné :
Le diagnostic rapide a permis d'orienter la patiente vers un endocrinologue, d'initier un traitement, et de préserver sa vision. L'IA intégrée au logiciel d'analyse OCT avait suggéré un "risque élevé", mais c'est le jugement humain du médecin qui a finalisé la décision.

Ce que nous apprenons :
Même avec les outils d'analyse automatisés, **la vigilance clinique et l'expertise humaine restent essentielles** pour sauver la vue à temps.

Ce Que Vous Devez Retenir

- L'ophtalmologiste n'est pas un simple spécialiste des lunettes : il est **diagnosticien, chirurgien, conseiller**
- Il joue un rôle critique dans la détection précoce des **maladies graves et invisibles**
- Il travaille en partenariat avec l'IA, sans jamais en être remplacé
- Sa formation couvre **l'anatomie, la chirurgie, l'imagerie médicale et la relation patient**
- C'est un acteur clé du parcours de soin visuel tout au long de la vie

Action Steps pour les Lecteurs Débutants

- Identifiez le nom et la spécialité de votre ophtalmologiste actuel (généraliste, rétine, cornée, etc.)
- Renseignez-vous sur la fréquence recommandée des examens en fonction de votre âge
- Demandez à votre ophtalmologiste s'il utilise des outils d'analyse assistée par IA
- Notez les pathologies courantes suivies par les ophtalmologistes : cataracte, glaucome, DMLA, rétinopathie
- Préparez une liste de questions clés pour votre prochain rendez-vous (ex. : "Quels signes dois-je surveiller entre deux examens ?")

CHAPITRE 2

L'œil, une caméra vivante

La Cornée et le Cristallin : Le Système de Mise au Point

L'œil humain fonctionne comme un appareil photo biologique, conçu pour capter la lumière, l'ajuster, et produire une image nette sur la rétine. Deux composants clés rendent cette mise au point possible : **la cornée** et **le cristallin**. Ensemble, ils forment un système optique aussi précis que fragile. Pour comprendre les troubles de la vision — myopie, hypermétropie, presbytie, cataracte — il faut d'abord comprendre le rôle central de ces deux structures.

Dans cette section, nous allons explorer comment la cornée et le cristallin travaillent ensemble pour focaliser la lumière, et comment l'intelligence artificielle permet aujourd'hui de détecter et corriger leurs dysfonctionnements avec une précision inégalée.

La Cornée : La Lentille Naturelle Fixe

La **cornée** est la couche transparente située à l'avant de l'œil. Elle protège l'intérieur tout en jouant un rôle optique fondamental : **elle assure près de 70 % de la mise au point** de l'image. Contrairement au cristallin, elle ne change pas de forme — elle est **fixe**, comme une lentille d'objectif photo.

Composée de plusieurs couches (épithélium, stroma, endothélium), la cornée doit rester :

- **Transparente**, pour laisser passer la lumière
- **Courbée avec précision**, pour focaliser correctement
- **Hydratée et nourrie**, via larmes et humeur aqueuse

Si sa courbure est irrégulière, comme dans le cas de l'**astigmatisme**, la lumière ne se focalise pas de manière uniforme, causant une vision floue.

Les chirurgies réfractives au laser (LASIK, PKR) **modifient la forme de la cornée** pour corriger la réfraction — un exploit de précision rendu plus sûr et plus rapide grâce à l'IA.

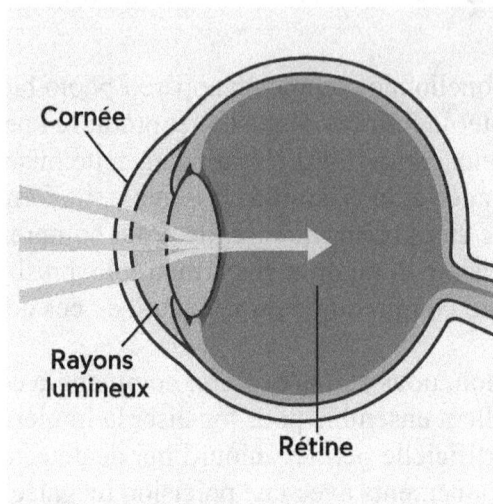

Le Cristallin : La Lentille Variable

Juste derrière l'iris, on trouve le **cristallin**, une lentille biconvexe transparente capable de changer de forme. Grâce à un petit muscle circulaire appelé muscle ciliaire, le cristallin **s'ajuste en permanence** pour faire la mise au point sur des objets proches ou éloignés — un processus appelé **accommodation**.

Quand on regarde un objet proche :

- Le muscle ciliaire se contracte
- Le cristallin devient plus bombé
- L'image reste nette

Quand on regarde au loin :

- Le muscle se relâche
- Le cristallin s'aplatit
- L'œil ajuste automatiquement la netteté

Avec l'âge, cette capacité d'ajustement diminue : c'est la **presbytie**, qui empêche de voir net de près. Et quand le cristallin devient opaque, on parle de **cataracte**.

Un Système Optique de Haute Précision

Cornée et cristallin doivent fonctionner **en parfaite synergie** pour garantir une image nette sur la rétine. Une légère anomalie dans la forme, la transparence ou la position de l'un de ces éléments suffit à **dérégler tout le système**. C'est ce qu'on appelle les erreurs de réfraction :

- **Myopie** : la lumière est focalisée **avant** la rétine
- **Hypermétropie** : la lumière est focalisée **derrière** la rétine
- **Astigmatisme** : la lumière se disperse, faute de courbure uniforme
- **Presbytie** : perte de flexibilité du cristallin

Les verres correcteurs ou les lentilles compensent ces anomalies en ajustant la direction de la lumière. Mais aujourd'hui, les scanners cornéens et les biométries oculaires pilotés par IA permettent de **modéliser l'œil en 3D** et d'ajuster les corrections avec une précision millimétrique.

Le Rôle de l'IA : Diagnostiquer, Prédire, Personnaliser

Dans les cabinets modernes, l'intelligence artificielle est déjà à l'œuvre pour analyser la cornée et le cristallin. Elle intervient dans :

- **L'analyse topographique de la cornée** : cartographie 3D ultra-précise pour détecter les déformations (kératocône, astigmatisme irrégulier)
- **La planification de chirurgie réfractive** : l'IA propose la forme de correction idéale selon l'œil du patient
- **La détection précoce de la cataracte** : via des algorithmes capables d'identifier des opacités microscopiques invisibles à l'œil nu

- **La sélection d'implants intraoculaires** (cristallins artificiels), adaptés à la biométrie du patient

Exemple Réel : Chirurgie Réfractive IA-Assistée à Bordeaux

Ce qui s'est passé :
Un patient de 28 ans, atteint de forte myopie et d'astigmatisme complexe, consulte pour une chirurgie réfractive. Grâce à un scanner cornéen IA, le chirurgien reçoit une modélisation 3D de la cornée et une proposition d'ablation laser sur mesure.

Ce qui a bien fonctionné :

- La procédure LASIK est adaptée au profil exact du patient
- L'algorithme anticipe les zones à risque pour éviter les complications
- Résultat post-opératoire : vision à 10/10 sans lunettes dès le lendemain

Ce que nous apprenons :
L'IA ne remplace pas le chirurgien, mais lui fournit un niveau de détail et de prédiction impossible à atteindre manuellement.

Ce Que Vous Devez Retenir

- La **cornée** est une lentille fixe qui fait l'essentiel de la mise au point
- Le **cristallin** ajuste la netteté selon la distance grâce à l'accommodation
- Le dérèglement de ce système optique cause des troubles de la vision
- L'IA permet d'analyser, personnaliser et optimiser les soins visuels
- La compréhension de cette synergie est essentielle pour choisir la bonne correction visuelle

Étapes d'Action pour les Lecteurs

- Faites mesurer la **topographie de votre cornée** si vous envisagez une chirurgie réfractive
- Demandez un **examen biométrique du cristallin** à partir de 40 ans
- Notez vos symptômes visuels (flou, fatigue, double vision) selon la distance
- Comparez les options : lunettes, lentilles, chirurgie — en fonction de votre profil optique
- Vérifiez si votre centre de soins utilise une **technologie IA d'analyse cornéenne**

Dans la prochaine section, nous allons explorer **les maladies qui menacent directement la cornée et le cristallin**, et comment elles peuvent être diagnostiquées et traitées avec l'aide de l'intelligence artificielle. Souhaitez-vous que je continue avec cette section ?

La Rétine : La "Pellicule" Qui Capture la Lumière

Imaginez un appareil photo sans pellicule ou un capteur numérique défectueux. Peu importe la qualité de la mise au point, l'image finale sera inutilisable. C'est exactement le rôle de la **rétine** dans l'œil humain : c'est elle qui **transforme la lumière en image**, qui interprète les couleurs, les formes, les contrastes — et qui envoie cette information au cerveau pour que vous puissiez voir.

La rétine est une membrane fine, fragile, et hautement spécialisée. Son bon fonctionnement est essentiel, car elle ne se répare pas naturellement : **tout dommage peut entraîner une perte irréversible de la vision**. Dans cette section, nous allons explorer son anatomie, son fonctionnement, les risques qui la menacent, et comment l'intelligence artificielle devient un allié crucial pour détecter et traiter les maladies rétiniennes à temps.

Une Structure Fine, Mais Ultra-Complexe

La **rétine** tapisse le fond de l'œil comme un papier photo au dos d'un appareil argentique. Elle mesure moins d'un millimètre d'épaisseur, mais contient plusieurs couches cellulaires hautement spécialisées. Les deux principales cellules responsables de la vision sont :

- **Les cônes**, qui perçoivent les couleurs et les détails (surtout en lumière vive)
- **Les bâtonnets**, qui détectent la lumière faible et les mouvements (vision nocturne)

Au centre de la rétine se trouve la **macula**, une minuscule zone responsable de la vision centrale — celle qui permet de lire, de conduire, de reconnaître les visages. En son cœur se situe la **fovéa**, où la vision est la plus nette.

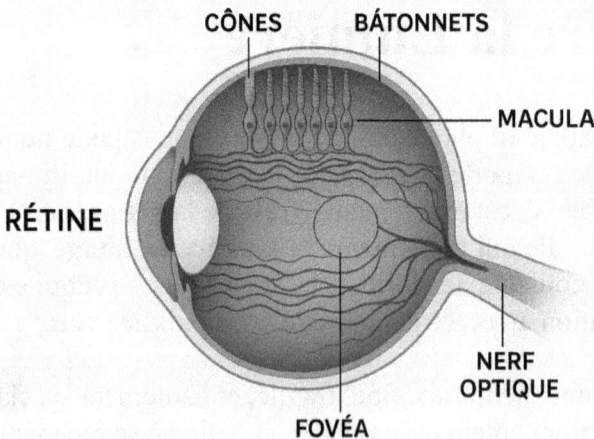

Comment la Lumière Devient une Image

Lorsque la lumière traverse la cornée, le cristallin et l'humeur vitrée, elle atteint la rétine. C'est là que la magie opère :

1. **Les photons de lumière** frappent les photorécepteurs (cônes et bâtonnets)
2. Ceux-ci transforment le signal lumineux en **signal électrique**
3. Ce signal est traité par des **neurones rétiniens internes**
4. L'information visuelle est envoyée via le **nerf optique** au cerveau, où elle est décodée

Le cerveau reconstitue alors une image cohérente, stable et en trois dimensions — même si les yeux bougent sans cesse.

Ce Qui Peut Menacer la Rétine

Parce qu'elle est fine, vascularisée, et très active, la rétine est exposée à plusieurs risques majeurs, notamment :

- **Dégénérescence maculaire liée à l'âge (DMLA)** : destruction progressive de la macula, vision centrale altérée
- **Rétinopathie diabétique** : lésions des petits vaisseaux sanguins rétiniens chez les patients diabétiques
- **Décollement de rétine** : séparation soudaine entre la rétine et son support, urgence absolue
- **Occlusion veineuse rétinienne** : bouchage d'une veine entraînant un œdème et une perte de vision
- **Trou maculaire** : déchirure ou affinement anormal de la macula

Ces maladies sont souvent **silencieuses au début**. Quand les symptômes apparaissent (vision floue, taches noires, lignes déformées), il est parfois trop tard.

Comparaison de vues simulées

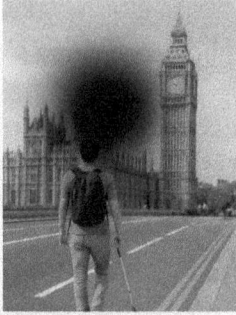

| Dégénérescence maculaire liée à l'âge | Rétinopathie diabétique | Décollement de rétine |

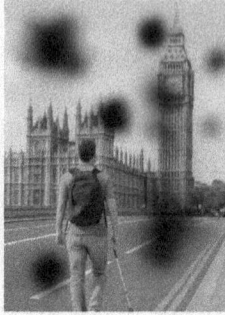

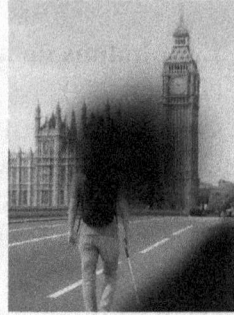

Le Rôle de l'IA dans l'Analyse Rétinienne

L'intelligence artificielle transforme la manière dont on détecte les maladies rétiniennes. Grâce à la photographie du fond d'œil et à l'OCT (Tomographie par Cohérence Optique), l'IA peut analyser :

- La **structure des couches rétiniennes** (épaisseur, symétrie, anomalies)
- La présence de **micro-saignements**, d'œdèmes ou de néovaisseaux
- Les premiers signes d'une DMLA ou d'une rétinopathie diabétique
- L'évolution d'un traitement en comparant les images dans le temps

Ces systèmes sont déjà utilisés dans de nombreux centres de santé, y compris en zones rurales, pour **dépister massivement et à distance** les populations à risque.

Exemple Réel : Dépistage Automatisé de la Rétinopathie en Afrique du Sud

Ce qui s'est passé :
Un programme pilote a été lancé dans plusieurs cliniques mobiles sud-africaines pour dépister la rétinopathie diabétique. Les patients se font photographier le fond d'œil sur place. L'IA analyse les images en moins de 60 secondes.

Ce qui a bien fonctionné :

- Taux de détection précoce augmenté de 58 %
- Réduction des complications visuelles liées au diabète
- Détection possible sans ophtalmologiste sur site

Ce que nous apprenons :
L'IA rend le dépistage visuel accessible, rapide et fiable, même dans des zones à faible densité médicale. Elle permet d'intervenir **avant** que la vision ne soit perdue.

Ce Que Vous Devez Retenir

- La rétine transforme la lumière en signal visuel compris par le cerveau
- Elle est composée de cônes (vision centrale/couleur) et de bâtonnets (vision périphérique/nuit)
- Elle peut être gravement endommagée par l'âge, le diabète, ou un traumatisme
- Les maladies rétiniennes progressent souvent sans douleur ni symptôme
- L'IA permet une détection rapide, automatisée et personnalisée des risques

Étapes d'Action Clés

- Faites un **fond d'œil tous les 1 à 2 ans** si vous avez plus de 40 ans ou êtes diabétique
- Demandez si votre examen inclut une **analyse OCT**
- Si vous voyez des **points noirs flottants**, un flou central ou des lignes ondulées, consultez immédiatement
- Tenez un **journal visuel** : notez toute modification soudaine de votre champ visuel
- Vérifiez si votre centre utilise un **système IA de dépistage rétinien**

Le Nerf Optique : Les Câbles Reliant l'Œil au Cerveau

Avoir une cornée parfaitement courbée, un cristallin clair, et une rétine intacte ne garantit pas la vision si le **nerf optique** est endommagé. Ce nerf, souvent oublié dans les représentations simplifiées de l'œil, est pourtant **le lien vital entre la perception et la compréhension**. Il joue le rôle d'un **câble de transmission ultra-rapide**, transportant l'image brute capturée par la rétine jusqu'au cerveau, où elle est analysée, reconnue, interprétée.

Comprendre le nerf optique, c'est comprendre comment l'œil devient "intelligent" — non pas parce qu'il voit, mais parce qu'il **communique avec le système nerveux central**. C'est aussi comprendre comment certaines maladies visuelles sont, en réalité, des maladies neurologiques. Et pourquoi l'intelligence artificielle devient un outil clé dans l'évaluation, le suivi et la préservation de cette structure critique.

Qu'est-ce Que le Nerf Optique ?

Le **nerf optique** est un faisceau de plus d'un **million de fibres nerveuses** qui naissent de la rétine et se rassemblent à l'arrière de l'œil. Il mesure environ **4 à 5 cm de long** et traverse le crâne pour rejoindre le cerveau, plus précisément le **cortex visuel** situé à l'arrière de celui-ci (lobe occipital).

Contrairement à d'autres nerfs du corps, le nerf optique fait partie du **système nerveux central**, non périphérique. Cela signifie qu'il est plus vulnérable, qu'il **ne se régénère pas naturellement**, et que tout dommage est généralement **irréversible**.

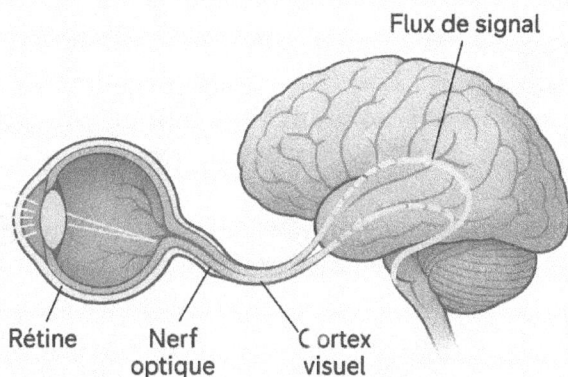

Flux de signal

Rétine   Nerf   Cortex
          optique   visuel

Un Flux Visuel en Temps Réel

Chaque œil dispose de son propre nerf optique. Ces deux nerfs se rejoignent au niveau du **chiasma optique**, où les fibres se croisent partiellement : les informations du champ visuel gauche vont vers l'hémisphère droit du cerveau, et inversement. Ensuite, elles empruntent les **radiations optiques** jusqu'au cortex visuel, qui les transforme en image consciente.

Ce trajet prend **quelques millisecondes seulement**. Cela signifie que ce que vous voyez à l'instant même est déjà passé par un réseau biologique ultrarapide — mais vulnérable.

Quand le Câble Est Endommagé : Les Risques Liés au Nerf Optique

Le nerf optique peut être affecté par plusieurs pathologies graves, souvent silencieuses au départ. Voici les plus fréquentes :

- **Le glaucome** : une pression intraoculaire élevée détruit progressivement les fibres du nerf optique. C'est la **première cause de cécité irréversible** dans le monde.
- **La névrite optique** : inflammation du nerf, souvent associée à la sclérose en plaques, qui peut causer une perte brutale de la vision.
- **Les neuropathies optiques ischémiques** : interruption de la circulation sanguine dans le nerf, liée à des maladies vasculaires.
- **Les compressions optiques** : tumeurs, kystes ou anomalies osseuses qui exercent une pression sur le nerf.

Dans tous ces cas, l'enjeu est le même : **préserver les fibres nerveuses** pour maintenir la transmission de l'information visuelle.

Nerf optique sain

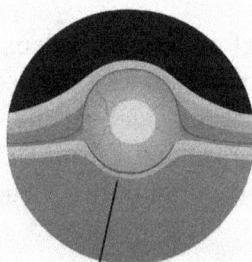

Nerf optique endommagé par le glaucome

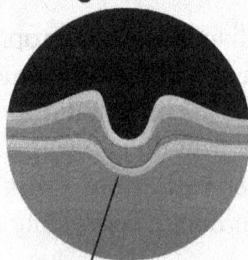

Nerf optique

Nerf optique

Le Nerf Optique Vu par l'IA

L'intelligence artificielle est aujourd'hui capable d'analyser l'état du nerf optique avec une précision bien supérieure à l'œil humain seul. Grâce à des outils comme l'**OCT (Tomographie par Cohérence Optique)**, les ophtalmologistes peuvent visualiser les **couches de fibres nerveuses autour de la papille optique**, qui est l'entrée du nerf dans la rétine.

L'IA peut :

- Mesurer automatiquement l'épaisseur des fibres nerveuses (RNFL)
- Détecter les **amincissements précoces invisibles cliniquement**
- Suivre l'évolution d'un glaucome **au micron près**, image après image
- Comparer les résultats à des bases de données mondiales pour identifier des anomalies statistiquement significatives

Cela permet une **prise de décision plus rapide**, plus personnalisée, et plus préventive.

Exemple Réel : Suivi IA d'un Glaucome Précoce à Montréal

Ce qui s'est passé :
Un patient de 55 ans consulte pour un simple test de vue. L'examen de la tension oculaire est normal, mais l'OCT révèle un amincissement localisé du nerf optique. L'analyse IA compare la courbe du patient à celle de 100 000 profils similaires et détecte un **risque élevé de glaucome à progression lente**.

Ce qui a bien fonctionné :
Le diagnostic a été posé **avant** toute perte de vision. Le patient a commencé un traitement par collyres hypotenseurs, et un suivi tous les 6 mois est en place avec assistance IA.

Ce que nous apprenons :
Sans IA, cette anomalie aurait pu passer inaperçue pendant des
années. L'analyse prédictive a permis une **action préventive et
personnalisée.**

Ce Que Vous Devez Retenir

- Le nerf optique est la voie de transmission entre l'œil et le
  cerveau : sans lui, pas de vision
- Il est constitué de plus d'un million de fibres nerveuses et fait
  partie du système nerveux central
- Il peut être endommagé par le glaucome, l'inflammation, les
  troubles vasculaires ou les compressions
- L'IA permet une analyse précise, rapide et continue de son
  état
- Un suivi régulier du nerf optique est **essentiel pour éviter
  une cécité irréversible**

Étapes d'Action Visuelle pour Préserver Votre Nerf Optique

- Faites mesurer votre **pression intraoculaire** au moins tous
  les deux ans après 40 ans
- Demandez un **examen OCT du nerf optique** si vous avez
  des antécédents familiaux de glaucome
- Si vous ressentez une perte soudaine de la vision d'un œil,
  consultez en urgence
- En cas de fatigue visuelle inexpliquée, demandez un test de
  champ visuel automatisé
- Vérifiez si votre ophtalmologiste utilise une **solution IA de
  suivi du nerf optique**

Anecdotes Étonnantes : Couleurs, Taches Aveugles et Illusions

La vision humaine est un chef-d'œuvre biologique — mais aussi un terrain fertile pour les mystères, paradoxes et illusions. Si vous pensez que ce que vous voyez correspond parfaitement à la réalité, détrompez-vous : **l'œil perçoit, mais c'est le cerveau qui interprète**. Et cette interprétation est parfois étonnamment imparfaite, créative, voire trompeuse.

Dans cette section, nous allons explorer quelques anecdotes fascinantes issues de la science de la vision : pourquoi certaines couleurs n'existent que dans notre esprit, pourquoi vous avez une "zone aveugle" sans même vous en rendre compte, et comment les illusions visuelles révèlent le fonctionnement interne de notre cerveau. Ces faits surprenants sont autant de portes d'entrée pour mieux comprendre la richesse — et les limites — de notre système visuel.

L'œil Voit Moins Que Ce Qu'on Croit

Commençons par une vérité déroutante : **votre champ de vision central, net et coloré, ne représente qu'une infime partie de ce que vos yeux captent réellement**. En périphérie, la vision est floue, en noir et blanc, et incapable de lire quoi que ce soit. Pourtant, votre cerveau "remplit les blancs" en permanence.

C'est aussi ce qui explique l'existence de la fameuse **tache aveugle** : une petite zone de votre champ visuel où vous ne voyez littéralement rien… car il n'y a **pas de photorécepteurs** à cet endroit. C'est là que le nerf optique sort de la rétine. Et pourtant, vous ne percevez aucun "trou" dans votre vision — car le cerveau reconstruit une image cohérente autour.

La Couleur : Une Construction Mentale

Autre fait fascinant : **la couleur n'est pas une propriété de la lumière, mais une interprétation du cerveau**. Ce que nous appelons "couleur" correspond à une longueur d'onde lumineuse… à laquelle le cerveau attribue une sensation colorée.

Par exemple :

- Le rouge et le vert ne sont pas simplement "perçus" — ils sont **calculés** par opposition dans des circuits neuronaux.
- Certaines couleurs, comme le **magenta**, n'existent **pas dans le spectre de la lumière**. C'est une invention du cerveau pour compenser l'absence de longueur d'onde entre le rouge et le violet.

De plus, l'éclairage, l'environnement et le contexte peuvent **modifier notre perception d'une même couleur**. Vous vous souvenez de la fameuse robe bleue et noire (ou blanche et dorée) ? C'était un exemple parfait de **colorimétrie contextuelle**.

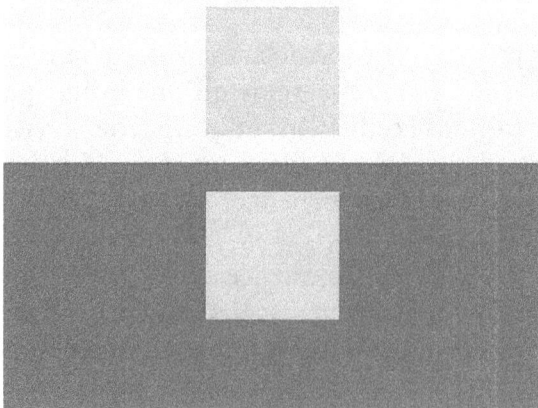

Le carré semble différent selon le fond

Illusions Visuelles : Quand le Cerveau Devance la Vision

Les illusions ne sont pas des erreurs. Ce sont des **raccourcis cognitifs**. Le cerveau ne lit pas chaque pixel d'une scène : il **prédit** ce qu'il s'attend à voir, en fonction de l'expérience, de la mémoire et du mouvement.

Quelques exemples célèbres :

- **L'illusion de Müller-Lyer** : deux lignes de même longueur semblent différentes à cause de la direction des flèches à leurs extrémités.
- **Le damier d'Adelson** : deux cases identiques paraissent de couleurs différentes selon l'ombre projetée.
- **Les images ambiguës** (vase de Rubin, cube de Necker) montrent que le cerveau peut osciller entre deux interprétations sans changer l'image.

Ces illusions prouvent que **voir, ce n'est pas recevoir**, c'est **traiter, interpréter, et souvent... imaginer.**

Illusions visuelles

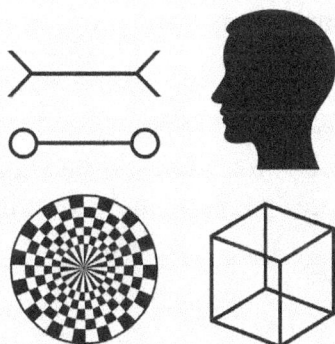

Des images comme celles-ci
peuvent tromper le cerveau,
créant des erreurs de perception.

Perceptions Variables : Chaque Cerveau Voit un Peu Différemment

Enfin, il est important de noter que **la perception visuelle n'est pas universelle**. Deux personnes peuvent voir la même scène de manière légèrement différente, même sans trouble visuel. Les raisons incluent:

- **La densité des cônes** (différente d'un individu à l'autre)
- **L'exposition culturelle aux formes et couleurs**
- **Les biais d'attention ou d'attente**
- Les **troubles neurologiques** qui modifient la perception (comme la prosopagnosie, l'incapacité à reconnaître les visages)

Même les **émotions influencent la perception** : un visage neutre peut paraître menaçant si on est anxieux. Ce phénomène est étudié en neuro-ophtalmologie et en psychologie cognitive.

Ce Que Vous Devez Retenir

- L'œil a une tache aveugle que le cerveau "efface" sans que vous le sachiez
- Les couleurs sont des interprétations cérébrales — certaines n'existent pas dans le spectre lumineux
- Les illusions visuelles révèlent le fonctionnement prédictif et imparfait du cerveau
- Chaque individu voit le monde d'une manière légèrement unique, influencée par la biologie, la culture, et l'état émotionnel

Activités à Faire Chez Vous

- **Test de la tache aveugle** : fermez un œil, fixez un point, et éloignez l'image jusqu'à ce qu'un élément disparaisse
- **Jouez avec les illusions visuelles** en ligne pour entraîner votre cerveau à décoder les erreurs de perception
- **Changez l'éclairage** d'une pièce et observez comment les couleurs des objets changent subtilement
- **Comparez vos perceptions** avec un proche en regardant la même image : que voyez-vous en premier ? Quelles différences ?

CHAPITRE 3

Comment nous voyons le monde

Le Voyage de la Lumière à Travers l'Œil

Chaque image que vous voyez, chaque couleur que vous distinguez, chaque forme que vous reconnaissez commence par un voyage extraordinaire : celui d'un rayon de lumière traversant l'œil humain. Ce parcours, à la fois simple et incroyablement sophistiqué, transforme l'énergie lumineuse en une perception consciente. Comprendre ce trajet, c'est comprendre comment la vision fonctionne — et pourquoi un défaut minime dans une seule étape peut altérer toute l'expérience visuelle.

Étape 1 : La Lumière Entre par la Cornée

La première porte d'entrée est la **cornée**, cette lentille transparente qui recouvre le devant de l'œil. Elle concentre les rayons lumineux et leur donne une direction initiale. Sa courbure joue un rôle déterminant dans la netteté : une cornée trop bombée (myopie) ou trop plate (hypermétropie) change déjà le chemin de la lumière.

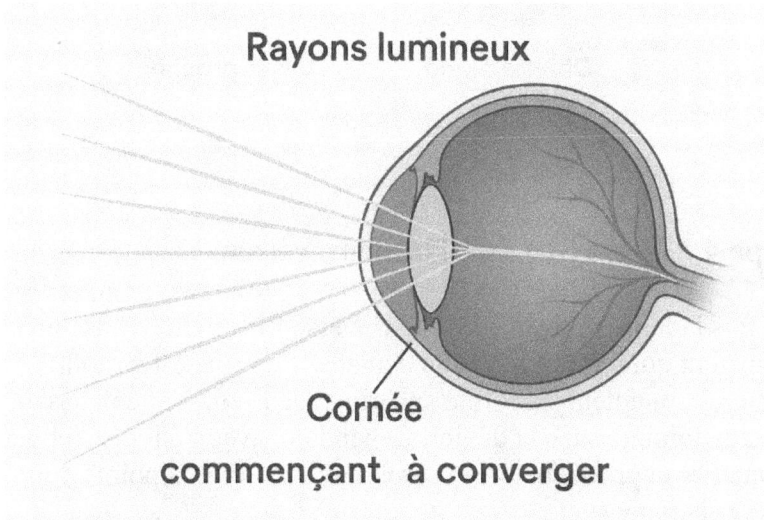

Rayons lumineux

Cornée
commençant à converger

Étape 2 : Le Passage par la Pupille

La lumière traverse ensuite la **pupille**, cette ouverture centrale au milieu de l'iris (la partie colorée de l'œil). La pupille agit comme un diaphragme d'appareil photo : elle s'ouvre (mydriase) ou se ferme (myosis) pour laisser entrer plus ou moins de lumière. Grâce à elle, la vision s'adapte aussi bien à un plein soleil qu'à une pièce sombre.

Étape 3 : Ajustement par le Cristallin

Derrière la pupille se trouve le **cristallin**, une lentille flexible. Il affine la focalisation commencée par la cornée. En se bombant ou en s'aplatissant, il ajuste la netteté pour des objets proches ou éloignés : c'est le phénomène d'**accommodation**. Sans ce mécanisme, la lecture de près ou la vision lointaine deviendraient floues.

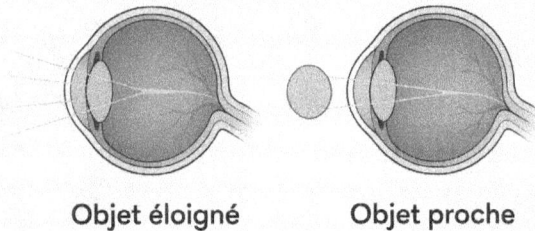

Objet éloigné   Objet proche

Étape 4 : Traversée de l'Humeur Vitrée

Une fois la lumière focalisée, elle traverse l'**humeur vitrée**, un gel transparent qui remplit la cavité oculaire. Son rôle est surtout structurel : maintenir la forme sphérique de l'œil, tout en laissant passer la lumière sans la dévier. Cependant, avec l'âge, ce gel peut se liquéfier et provoquer des "corps flottants" (petits points noirs dans le champ visuel).

Étape 5 : Projection sur la Rétine

Le point d'arrivée de ce voyage est la **rétine**, cette fine pellicule tapissant le fond de l'œil. C'est elle qui capte les photons grâce aux photorécepteurs (cônes et bâtonnets) et les transforme en signaux électriques. La lumière devient alors un message nerveux. La **macula**, au centre de la rétine, assure la vision des détails fins et des couleurs, tandis que la périphérie gère les mouvements et la vision nocturne.

Étape 6 : Transmission au Cerveau par le Nerf Optique

Enfin, l'information visuelle quitte l'œil par le **nerf optique**, véritable câble de transmission qui relie l'œil au cerveau. Ce dernier reconstitue l'image, corrige les petites imperfections et crée la perception consciente que nous appelons "voir". Ce processus se déroule en **quelques millisecondes**, de manière fluide et automatique.

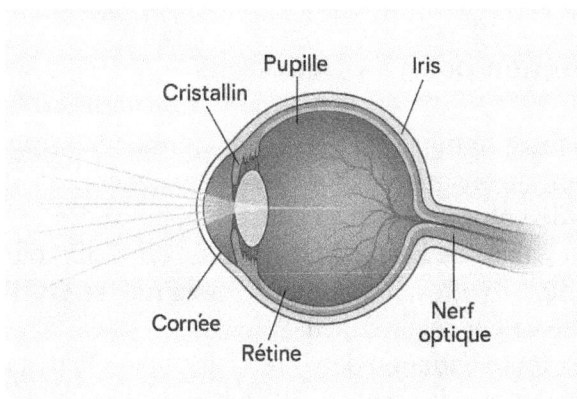

Ce Que Nous Apprenons de Ce Voyage

- La vision n'est pas un seul acte, mais une succession de filtres, corrections et transmissions.
- Chaque structure de l'œil (cornée, pupille, cristallin, rétine, nerf optique) est indispensable.

- Une anomalie sur n'importe quelle étape (ex. cataracte au cristallin, déchirure de rétine, glaucome du nerf optique) perturbe l'ensemble du système.
- L'intelligence artificielle aide aujourd'hui à analyser ce voyage en temps réel, en détectant des micro-anomalies invisibles à l'œil nu.

Exemple Réel : L'Analyse IA du Chemin de la Lumière à Tokyo

Ce qui s'est passé : Une clinique japonaise a équipé ses OCT (scanners optiques) d'un système IA qui simule le trajet de la lumière à travers chaque partie de l'œil.
Ce qui a bien fonctionné : Le système a détecté une opacification du cristallin précoce, invisible au diagnostic standard, et permis d'anticiper une cataracte naissante.
Ce que nous apprenons : Comprendre le trajet de la lumière ne sert pas seulement à enseigner — c'est aussi un outil de dépistage, qui permet d'intervenir avant que la vision soit compromise.

Étapes d'Action pour les Débutants

- Visualisez le trajet de la lumière comme un **parcours à étapes**, où chaque "station" doit fonctionner.
- Lors de votre prochain examen, demandez des explications sur la **partie de l'œil ciblée** (cornée, cristallin, rétine).
- Vérifiez si votre centre propose une **analyse OCT**, qui simule ce voyage lumineux.
- Notez toute variation de votre vision selon la distance ou la luminosité : cela révèle quelle étape peut poser problème.

La Vision des Couleurs : Cônes, Bâtonnets et Vision Nocturne

Voir, ce n'est pas seulement distinguer des formes : c'est percevoir un monde riche en couleurs, contrastes et nuances. Derrière cette expérience apparemment naturelle se cache un mécanisme biologique extrêmement sophistiqué. La rétine, grâce à deux types de cellules photoréceptrices — **les cônes et les bâtonnets** — décode la lumière et permet à l'œil humain de naviguer aussi bien en plein jour qu'au cœur de la nuit. Comprendre leur rôle est essentiel pour saisir les forces et les limites de notre vision, et pour mieux reconnaître les troubles qui peuvent l'altérer.

Les Cônes : Les Capteurs de la Couleur et du Détail

Les cônes sont les cellules spécialisées dans la vision fine et colorée. On en compte environ **6 millions** par œil, concentrés dans la **macula**, et plus encore dans la **fovéa**, la zone centrale responsable de la netteté maximale.
Ils fonctionnent surtout en lumière vive (vision photopique) et existent en trois types :

- **Cônes S (short)** : sensibles au bleu-violet
- **Cônes M (medium)** : sensibles au vert
- **Cônes L (long)** : sensibles au rouge

En combinant l'activité de ces trois familles, le cerveau recompose toute la palette des couleurs visibles. Ce système trichromatique explique pourquoi certaines anomalies, comme le **daltonisme**, entraînent une incapacité à distinguer certaines couleurs (rouge/vert par exemple).

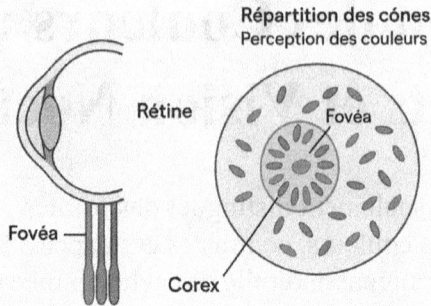

Répartition des cônes
Perception des couleurs

Rétine

Fovéa

Fovéa

Corex

Les Bâtonnets : Les Veilleurs de la Nuit

Les bâtonnets, au nombre d'environ **120 millions** par œil, dominent la périphérie de la rétine. Ils ne distinguent pas les couleurs, mais sont **extrêmement sensibles à la lumière**. Ce sont eux qui prennent le relais en vision nocturne (vision scotopique).

Leur spécialité :

- Détecter les faibles niveaux lumineux
- Identifier les mouvements rapides
- Contribuer au champ visuel périphérique

C'est pourquoi, la nuit, vous percevez mieux un objet si vous le regardez **de biais** plutôt que directement : la périphérie de l'œil, riche en bâtonnets, capte mieux la lumière dans l'obscurité.

La Transition : Vision Mésopique

Entre la pleine lumière et l'obscurité totale, il existe une zone intermédiaire appelée **vision mésopique**, où cônes et bâtonnets travaillent ensemble. C'est typiquement ce que nous vivons au crépuscule : les couleurs s'estompent, les contrastes augmentent, et la vision périphérique devient dominante.
Ce phénomène explique pourquoi les paysages paraissent différents à la tombée du jour : l'œil "bascule" d'un mode de perception à l'autre.

Les Limites de Notre Vision

Bien que remarquable, la vision humaine présente plusieurs limites liées à ces cellules :

- En vision nocturne, nous **perdons la perception des couleurs**, car seuls les bâtonnets fonctionnent.
- Les cônes ne couvrent pas toutes les longueurs d'onde : certaines couleurs, comme l'ultraviolet ou l'infrarouge, nous sont invisibles.
- La densité variable des cônes et bâtonnets entraîne une vision centrale très nette, mais une vision périphérique floue.

Ces limites rappellent que voir, c'est avant tout interpréter une portion du spectre lumineux, et non le monde dans son intégralité.

Le Rôle de l'IA dans l'Étude et la Correction

L'intelligence artificielle joue un rôle croissant dans l'analyse des anomalies liées aux cônes et bâtonnets. Grâce aux examens d'imagerie rétinienne, l'IA peut :

- Détecter précocement des maladies dégénératives comme la **rétinite pigmentaire** (perte progressive des bâtonnets)
- Suivre l'évolution de pathologies comme la **dystrophie des cônes**
- Aider à la recherche de thérapies géniques en identifiant les zones rétiniennes les plus touchées

Ces technologies offrent un espoir réel pour ralentir ou compenser la perte de vision, notamment nocturne ou colorée.

Exemple Réel : Détection IA de la Rétinite Pigmentaire à Barcelone

Ce qui s'est passé : Une équipe espagnole a entraîné un algorithme à analyser les images rétiniennes de patients à risque.

Résultats : L'IA a identifié des zones de dégénérescence des bâtonnets **5 ans avant l'apparition des premiers symptômes**. **Ce que nous apprenons** : Anticiper les pertes visuelles est désormais possible, et ouvre la voie à des interventions précoces.

Ce Que Vous Devez Retenir

- Les **cônes** : vision centrale, couleurs, détails, actifs de jour
- Les **bâtonnets** : vision périphérique, sensibilité lumineuse, actifs de nuit
- La vision humaine alterne entre **photopique (jour)**, **scotopique (nuit)** et **mésopique (crépuscule)**
- Nos limites de perception révèlent que nous ne voyons qu'une partie du spectre lumineux
- L'IA aide à dépister, suivre et comprendre les maladies qui touchent ces cellules

Étapes d'Action pour les Lecteurs

- Observez un paysage au coucher du soleil : notez la perte progressive des couleurs → c'est la transition cônes/bâtonnets.
- Faites tester votre perception des couleurs lors d'un examen visuel (test d'Ishihara pour le daltonisme).
- Si vous remarquez une baisse de vision nocturne, consultez un ophtalmologiste rapidement.
- Renseignez-vous sur les examens d'imagerie rétinienne assistés par IA dans votre région.

La Perception de la Profondeur et la Vision en 3D

Si nous pouvons tendre la main pour attraper un objet, descendre un escalier sans hésitation, ou conduire avec précision, c'est parce que notre cerveau ne se contente pas de capter des images plates. Il construit une **vision en trois dimensions**, en s'appuyant sur des indices subtils fournis par nos deux yeux et par le mouvement. Cette perception de la profondeur est l'une des fonctions les plus sophistiquées du système visuel humain.

La Stéréopsie : Deux Yeux, Une Image

La clé de la vision en 3D se trouve dans le fait que nous avons **deux yeux séparés d'environ 6 cm**. Chacun perçoit la scène depuis un angle légèrement différent. Le cerveau fusionne ces deux images pour en tirer un effet de relief. C'est ce qu'on appelle la **stéréopsie**.

Sans stéréopsie, le monde paraît plat, et les distances deviennent difficiles à évaluer. Les personnes n'ayant qu'un seul œil fonctionnel peuvent compenser grâce à d'autres indices, mais elles perdent cette sensation de profondeur immédiate.

Les Indices Visuels de Profondeur

Même avec un seul œil, nous utilisons des indices dits **monoculaires** pour percevoir la distance et le relief. Ils incluent :

- **La taille relative** : un objet plus petit est perçu comme plus éloigné
- **La perspective linéaire** : les lignes parallèles semblent converger au loin (ex. rails de chemin de fer)
- **Le chevauchement** : un objet qui en cache un autre est perçu comme plus proche

- **La texture** : les détails fins s'effacent à mesure que l'objet s'éloigne
- **L'ombre et la lumière** : elles donnent l'impression de volume

Mais la stéréopsie reste l'indice le plus puissant, donnant un ressenti immédiat du relief.

Le Rôle du Mouvement : La Vision Dynamique

La profondeur n'est pas seulement une question d'images fixes. Le mouvement joue un rôle essentiel :

- **Le défilement optique** : quand nous nous déplaçons, les objets proches semblent bouger plus vite que les objets lointains.
- **La convergence oculaire** : lorsque nous fixons un objet proche, nos yeux convergent légèrement vers l'intérieur, ce que le cerveau interprète comme un indice de distance.

C'est cette capacité qui nous permet d'attraper une balle en mouvement ou de juger la vitesse d'une voiture en approche.

Quand la Vision 3D Est Perturbée

Certaines anomalies oculaires perturbent la perception de la profondeur :

- **Strabisme** : les deux yeux ne fixent pas le même point → le cerveau supprime une image pour éviter la double vision, ce qui annule la stéréopsie.
- **Amblyopie (œil paresseux)** : un œil transmet une image de mauvaise qualité, réduisant la capacité 3D.
- **Chirurgies ou maladies monoculaires** : perte d'un œil ou baisse visuelle importante → vision 3D impossible.

Ces troubles montrent que la vision en relief dépend d'un équilibre fragile entre les deux yeux et leur coordination cérébrale.

L'IA et la Mesure de la Vision 3D

Aujourd'hui, l'intelligence artificielle améliore les tests de stéréopsie et la rééducation visuelle. Par exemple :

- **Applications de réalité virtuelle** : recréent des environnements 3D pour entraîner les yeux à travailler ensemble.
- **Analyse IA des mouvements oculaires** : mesure la convergence et la coordination pour détecter précocement un strabisme.
- **Programmes de dépistage scolaire** : automatisent la détection des troubles de la vision binoculaire chez les enfants.

Ces innovations permettent de diagnostiquer plus tôt et de proposer des exercices personnalisés.

Exemple Réel : Rééducation en Réalité Virtuelle à Paris

Ce qui s'est passé : Un centre spécialisé à Paris a testé un programme de réalité virtuelle pour des enfants atteints de strabisme léger.
Résultats : Après 6 semaines d'entraînement ludique en VR, la stéréopsie a été améliorée dans 70 % des cas, permettant une meilleure coordination des deux yeux.
Ce que nous apprenons : Les nouvelles technologies, soutenues par l'IA, ouvrent la voie à une rééducation interactive et efficace de la vision 3D.

Ce Que Vous Devez Retenir

- La vision en 3D repose sur la **fusion des deux images oculaires** (stéréopsie).
- Des indices monoculaires (taille, perspective, lumière) complètent l'effet de profondeur.

- Le mouvement (convergence, vitesse relative) renforce la perception spatiale.
- Les troubles comme le strabisme ou l'amblyopie réduisent fortement la vision 3D.
- L'IA et la VR offrent des outils modernes pour dépister et rééduquer la perception de la profondeur.

Étapes d'Action pour les Lecteurs

- Faites un **test de stéréopsie** (par exemple avec des lunettes 3D ou un test ophtalmologique).
- Si vous ou votre enfant présentez un strabisme, demandez un dépistage de la **vision binoculaire**.
- Testez une application de **réalité virtuelle médicale** pour entraîner la coordination oculaire.
- Observez la différence de perception des distances avec un seul œil fermé → prenez conscience du rôle de la stéréopsie.

Comment le Cerveau "Reconstruit" les Images Manquantes

Notre système visuel n'est pas une simple caméra qui enregistre la réalité de manière brute. Il est beaucoup plus intelligent — et beaucoup plus imparfait. L'œil transmet des informations fragmentaires, parfois incomplètes ou erronées. Le cerveau, lui, agit comme un **monteur de film**, qui comble les trous, corrige les défauts et fabrique une image continue. Cette capacité d'**interpolation visuelle** est une des plus grandes forces de la perception humaine… mais aussi la source de certaines illusions et erreurs de jugement.

La Tache Aveugle : Une Zone Invisible Mais "Comblée"

Chaque œil possède une zone totalement aveugle : l'endroit où le **nerf optique** sort de la rétine. Aucun photorécepteur n'y est présent. En théorie, nous devrions voir un "trou noir" permanent dans notre champ visuel. Pourtant, personne ne le remarque au quotidien. Pourquoi ? Parce que le cerveau **remplit cette zone** avec les couleurs, motifs ou textures environnantes.

Exemple : si vous regardez un mur blanc, le cerveau "étend" le blanc autour pour combler la zone manquante. Devant une forêt, il recrée la continuité des branches et des feuilles.

Le Remplissage des Détails Manquants

Notre vision périphérique est floue et pauvre en couleurs, mais nous n'en avons pas conscience. Le cerveau reconstruit automatiquement une image nette et colorée partout, comme si toute la scène était perçue avec la même qualité que la fovéa (zone centrale de vision). De même, lors d'un clignement — qui obscurcit la vue pendant une fraction de seconde — nous ne voyons pas d'écran noir : le cerveau "efface" ce trou temporel et donne l'illusion d'une continuité.

Les Illusions : Quand le Cerveau Devine Mal

Ce mécanisme de reconstruction est basé sur des prédictions. Le cerveau devine ce qui **devrait** être présent, en fonction de l'expérience et du contexte. Cela explique pourquoi nous sommes sensibles aux illusions visuelles :

- Dans une illusion de contour (ex. triangles de Kanizsa), nous voyons des formes qui n'existent pas vraiment.
- Dans les illusions de mouvement, le cerveau complète des trajectoires invisibles.
- Même une ligne brisée peut être perçue comme continue si le contexte le suggère.

Autrement dit, nous ne voyons pas seulement avec nos yeux — nous voyons avec nos attentes.

Quand le Cerveau Sur-Interprète : Les Hallucinations Visuelles

Dans certains cas, le cerveau va trop loin dans la reconstruction. Cela peut arriver :

- En cas de **dégénérescence maculaire**, où le cerveau invente des détails pour combler la perte centrale de vision (syndrome de Charles Bonnet).
- Sous l'effet de la fatigue, du stress ou de certaines substances, où les contours flous sont "complétés" de façon erronée.
- Avec certaines maladies neurologiques, où des objets ou couleurs inexistants apparaissent dans le champ visuel.

Ces phénomènes montrent que le cerveau est programmé pour préférer une image "pleine mais fausse" plutôt qu'un vide visuel.

Le Rôle de l'IA : Simuler et Détecter les Zones Manquantes

Les chercheurs en ophtalmologie s'inspirent de cette capacité cérébrale pour développer des outils IA capables de "reconstruire" des images médicales manquantes. Par exemple :

- **Compléter des images rétiniennes endommagées** pour faciliter le diagnostic.
- Simuler la vision d'un patient atteint de DMLA pour comprendre son ressenti.
- Détecter les zones où le cerveau comble artificiellement une absence d'information, afin de diagnostiquer précocement certaines neuropathies.

Exemple Réel : Simulation IA de la DMLA en Allemagne

Ce qui s'est passé : Des chercheurs allemands ont utilisé un logiciel IA pour générer la vision d'un patient atteint de dégénérescence maculaire. L'outil montre comment le cerveau "remplit" les zones centrales manquantes par une sorte de flou coloré.

Résultats : Les médecins comprennent mieux ce que vit le patient, et peuvent adapter leurs explications et recommandations.

Ce que nous apprenons : Étudier la reconstruction cérébrale aide autant les praticiens que les patients, en créant un langage commun autour de l'expérience visuelle.

Ce Que Vous Devez Retenir

- Le cerveau reconstruit en permanence ce que l'œil n'envoie pas.
- La tache aveugle et les clignements passent inaperçus grâce à ce "remplissage".
- Les illusions prouvent que notre perception est une prédiction plus qu'un enregistrement.
- Dans certaines maladies, le cerveau invente trop (hallucinations compensatoires).
- L'IA s'inspire de ce mécanisme pour améliorer l'analyse et la simulation de la vision.

Étapes d'Action pour les Lecteurs

- Faites le **test de la tache aveugle** pour expérimenter votre reconstruction visuelle.
- Observez une illusion connue (contours ou couleurs) et demandez-vous : "Que complète mon cerveau ?"
- Si vous percevez des zones manquantes ou déformées, consultez rapidement : cela peut signaler une pathologie de la rétine ou du nerf optique.
- Renseignez-vous sur les simulateurs de vision pathologique utilisés en ophtalmologie pour comprendre le vécu des patients.

CHAPITRE 4

Les problèmes de vue du quotidien

Myopie et Hypermétropie

Lorsque l'on parle de troubles visuels courants, deux mots reviennent toujours : **myopie** et **hypermétropie**. Ils concernent des centaines de millions de personnes dans le monde et représentent la raison principale du port de lunettes ou de lentilles. Ces défauts de réfraction surviennent lorsque le système optique de l'œil — cornée et cristallin — ne focalise pas la lumière exactement sur la rétine. Résultat : l'image devient floue, selon que l'objet est proche ou lointain. Comprendre ces conditions est essentiel pour tout débutant en ophtalmologie, car elles représentent la base des examens et des corrections visuelles.

La Myopie : Voir de Près, Flou de Loin

La **myopie** apparaît lorsque l'œil est trop long ou que la cornée est trop bombée. Dans ce cas, les rayons lumineux convergent **avant** la rétine, ce qui rend les objets lointains flous.

Caractéristiques de la myopie :

- Bonne vision de près, difficulté à voir au loin
- Tendance à plisser les yeux pour mieux distinguer
- Souvent diagnostiquée chez les enfants et les adolescents
- Facteurs aggravants : génétiques, temps excessif passé en intérieur, usage prolongé des écrans

Correction :

- **Verres concaves (négatifs)** pour reculer le point de convergence sur la rétine
- **Lentilles de contact** adaptées
- **Chirurgie réfractive au laser (LASIK, PRK)** ou implants intraoculaires dans certains cas

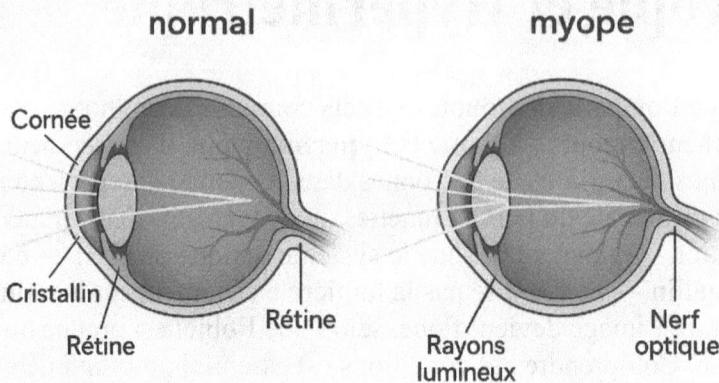

normal   myope

Cornée

Cristallin

Rétine

Rétine

Rayons lumineux

Nerf optique

L'Hypermétropie : Voir de Loin, Fatigue de Près

L'**hypermétropie** est l'inverse : l'œil est trop court ou la cornée trop plate. Les rayons lumineux convergent **derrière** la rétine, ce qui rend la vision de près difficile et fatigante.

Caractéristiques de l'hypermétropie :

- Bonne vision lointaine (selon le degré), mais flou de près
- Fatigue visuelle, maux de tête après lecture ou travail prolongé
- Peut rester silencieuse chez l'enfant, car le cristallin compense par l'accommodation
- Tendance à s'aggraver avec l'âge, lorsque l'accommodation devient moins efficace

Correction :

- **Verres convexes (positifs)** pour avancer le point de convergence
- **Lentilles de contact** adaptées
- **Chirurgie réfractive** pour modifier la courbure de la cornée

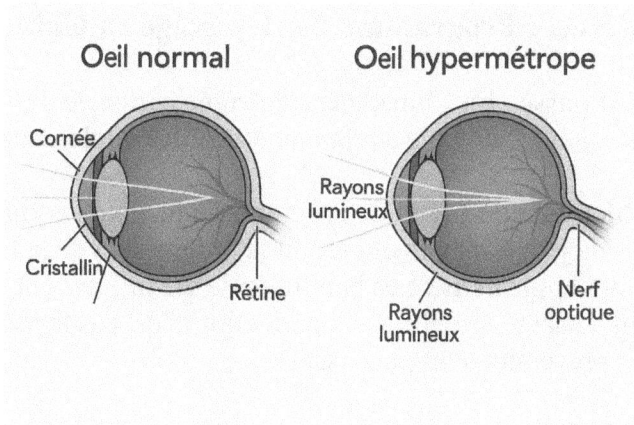

Oeil normal   Oeil hypermétrope

Cornée, Cristallin, Rétine, Rayons lumineux, Rayons lumineux, Nerf optique

Conséquences au Quotidien

Ces défauts de réfraction ne sont pas dangereux en eux-mêmes, mais ils ont un impact direct sur :

- **La performance scolaire** : un enfant myope non corrigé peut être perçu à tort comme inattentif.
- **La sécurité routière** : une myopie non corrigée réduit la perception des panneaux et des distances.
- **Le confort au travail** : une hypermétropie non compensée entraîne fatigue, migraines et baisse de productivité.

Quand Intervenir

- **Dépistage précoce** : idéalement avant 6 ans pour détecter une hypermétropie importante pouvant causer un strabisme ou une amblyopie.
- **Suivi régulier** : la myopie évolue souvent jusqu'à 20–25 ans, nécessitant un ajustement fréquent de la correction.
- **Prévention** : passer plus de temps en extérieur réduit le risque de progression de la myopie chez l'enfant.

Exemple Réel : Programme de Dépistage en Chine

Ce qui s'est passé : En Chine, une campagne nationale de dépistage a révélé des taux de myopie atteignant **80 % des adolescents urbains.**
Ce qui a bien fonctionné : Des programmes incitant les enfants à passer plus de temps dehors ont réduit la progression de la myopie.
Ce que nous apprenons : Les habitudes de vie influencent directement la santé visuelle — la correction n'est pas la seule réponse, la prévention compte aussi.

Le Rôle de l'IA dans le Dépistage

L'intelligence artificielle est utilisée aujourd'hui pour analyser automatiquement :

- Les images de la cornée et du cristallin pour détecter des anomalies de réfraction
- Les photographies scolaires pour repérer les enfants plissant les yeux ou adoptant une posture anormale
- Les résultats de tests visuels massifs, permettant un dépistage rapide dans les zones rurales

Ce Que Vous Devez Retenir

- La myopie : flou de loin, correction par verres concaves
- L'hypermétropie : flou de près, correction par verres convexes
- Ces défauts affectent l'école, le travail et la sécurité
- Le dépistage précoce est crucial pour éviter des complications secondaires
- L'IA améliore la rapidité et la précision du dépistage visuel

Étapes d'Action pour les Lecteurs

- Vérifiez la vue de vos enfants régulièrement, surtout s'ils plissent les yeux ou se rapprochent trop des écrans.
- Notez si vous ressentez une **fatigue visuelle en lecture** : possible hypermétropie.
- Faites un test de vue complet tous les 2 ans, même sans symptôme.
- Demandez si votre centre ophtalmologique utilise un **outil IA de dépistage automatisé**.
- Passez au moins **2 heures par jour en extérieur** (particulièrement pour les enfants).

L'Astigmatisme Expliqué Simplement

Parmi les troubles visuels les plus fréquents, l'**astigmatisme** est sans doute le plus méconnu. Beaucoup de personnes savent ce qu'est la myopie ou l'hypermétropie, mais peinent à comprendre l'astigmatisme. Pourtant, il concerne **près d'un quart de la population mondiale**. La bonne nouvelle : il est facilement détecté et corrigé.

En termes simples, l'astigmatisme est un problème de **courbure irrégulière** de la cornée ou, plus rarement, du cristallin. Cette irrégularité empêche la lumière de converger en un seul point sur la rétine. Résultat : la vision est floue, déformée ou étirée, aussi bien de près que de loin.

Comment Fonctionne un Œil Sans Astigmatisme

Dans un œil dit "normal", la cornée a une forme parfaitement sphérique, comme la surface d'un ballon. Les rayons lumineux qui la traversent convergent tous vers un **point unique** sur la rétine, formant une image nette.

L'Œil Astigmate : Une Lentille Ovalisée

En cas d'astigmatisme, la cornée ressemble davantage à un **ballon de rugby** qu'à un ballon de football. Elle est plus bombée dans une direction que dans une autre. Les rayons lumineux convergent donc en **deux lignes focales différentes** au lieu d'un point précis.

Cela provoque :

- Une vision floue ou dédoublée
- Une difficulté à distinguer les détails fins
- Une fatigue visuelle et des maux de tête après lecture
- Une sensibilité accrue à la lumière

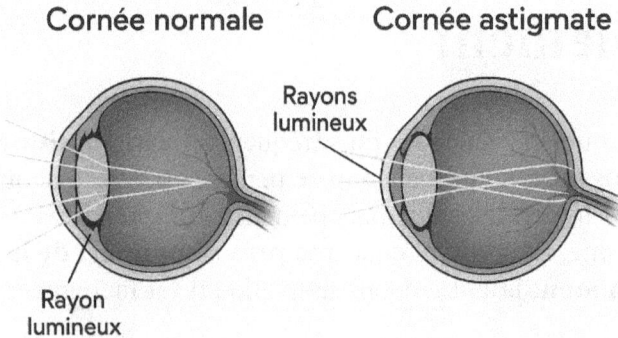

Cornée normale   **Cornée astigmate**

Rayons
lumineux

Rayon
lumineux

Types d'Astigmatisme

- **Astigmatisme simple** : trouble de focalisation uniquement sur un axe (horizontal ou vertical).
- **Astigmatisme composé** : associé à la myopie ou à l'hypermétropie.
- **Astigmatisme irrégulier** : cornée déformée de manière inégale (ex. après traumatisme ou kératocône).

Correction de l'Astigmatisme

La correction vise à compenser cette courbure irrégulière :

- **Verres cylindriques** : lunettes spécifiques qui redirigent les rayons lumineux pour rétablir un point focal unique.
- **Lentilles toriques** : lentilles de contact spécialement conçues pour épouser la cornée.
- **Chirurgie réfractive (LASIK, PKR)** : le laser remodèle la cornée pour la rendre plus régulière.
- **Implants intraoculaires toriques** : utilisés en cas de cataracte associée à un fort astigmatisme.

Conséquences Si Non Corrigé

Non corrigé, l'astigmatisme peut :

- Perturber l'apprentissage de la lecture chez l'enfant
- Réduire les performances scolaires ou professionnelles
- Provoquer une fatigue chronique au travail sur écran
- Créer un risque accru d'accident en conduite nocturne

Le Rôle de l'IA dans le Diagnostic

Les appareils modernes de **topographie cornéenne** (cartographie 3D de la cornée) sont aujourd'hui assistés par IA. Ces systèmes peuvent :

- Identifier des astigmatismes minimes, invisibles aux tests classiques
- Détecter des formes précoces de kératocône (maladie qui déforme la cornée)
- Optimiser la planification chirurgicale en calculant la correction idéale pour chaque patient

Exemple Réel : Détection Précoce en Espagne

Ce qui s'est passé : Une clinique de Madrid a intégré une IA de topographie cornéenne pour dépister l'astigmatisme chez des adolescents.

Résultats : Plusieurs cas de kératocône débutant ont été identifiés **avant même que les patients ne se plaignent de vision floue**.

Ce que nous apprenons : Le dépistage assisté par IA peut éviter une progression grave et permettre une correction précoce.

Ce Que Vous Devez Retenir

- L'astigmatisme est dû à une **cornée ou un cristallin de forme irrégulière**.
- Il provoque une vision floue à toutes les distances, parfois dédoublée.
- La correction est simple : lunettes, lentilles, chirurgie.
- Non corrigé, il peut affecter l'apprentissage, le confort visuel et la sécurité.
- L'IA améliore la précision du dépistage et de la correction.

Étapes d'Action pour les Lecteurs

- Faites tester votre vision si vous ressentez flou, fatigue visuelle ou maux de tête.
- Si vous avez des enfants, demandez un dépistage régulier : l'astigmatisme est fréquent dès l'école.
- Vérifiez si votre centre d'ophtalmologie propose une **topographie cornéenne assistée par IA**.
- Si vous portez déjà des lunettes, assurez-vous que vos verres corrigent bien l'astigmatisme.
- Notez toute évolution de la vision nocturne ou des reflets lumineux : cela peut indiquer un astigmatisme non corrigé.

Lunettes, Lentilles et Verres Intelligents

Corriger la vision est l'un des plus anciens gestes médicaux de l'humanité. Des premières lentilles grossissantes taillées dans du cristal aux lunettes modernes en verre organique, chaque étape a transformé notre rapport au monde. Aujourd'hui, nous entrons dans une nouvelle ère : celle des **verres intelligents**, capables non seulement de corriger la vue mais aussi d'intégrer des fonctions médicales et technologiques inédites.

Les Lunettes : Un Classique Indémodable

Les **lunettes** restent la correction visuelle la plus utilisée dans le monde. Leur principe est simple : placer une lentille de verre ou de plastique devant l'œil pour rediriger les rayons lumineux et ramener l'image nette sur la rétine.

Avantages :

- Simples, non invasives, faciles à porter
- Adaptées à tous les âges
- Protection possible contre la lumière bleue ou les UV
- Possibilité de verres progressifs, utiles après 40 ans

Inconvénients :

- Peu pratiques pour le sport
- Champ visuel limité
- Sensibles à la pluie, à la buée et aux rayures

Les Lentilles de Contact : Discrétion et Liberté

Inventées au XXe siècle, les **lentilles de contact** ont offert une alternative discrète et pratique aux lunettes. Elles reposent directement sur la cornée et se déplacent avec l'œil, offrant un champ visuel plus large.

Types de lentilles :

- **Souples** : confort immédiat, usage quotidien ou prolongé
- **Rigides perméables aux gaz** : meilleures pour corriger certains astigmatismes ou kératocônes
- **Spécialisées** : lentilles toriques (astigmatisme), multifocales (presbytie), orthokératologie (remodelage nocturne de la cornée)

Avantages :

- Vision naturelle sans cadre
- Idéales pour le sport et la mobilité
- Corrigent des troubles parfois difficiles à traiter par lunettes

Inconvénients :

- Risque d'infection si mal entretenues
- Plus coûteuses à long terme
- Moins confortables pour certaines personnes (sécheresse oculaire)

Les Verres Intelligents : Le Futur Est Déjà Là

Aujourd'hui, les chercheurs et industriels développent des **verres intelligents** qui vont bien au-delà de la simple correction optique. Ces dispositifs combinent optique, électronique et intelligence artificielle.

Exemples actuels et prototypes :

- **Verres à teinte variable automatique** : s'assombrissent au soleil et s'éclaircissent en intérieur
- **Lunettes connectées** : affichage d'informations en réalité augmentée (Google Glass, HoloLens)
- **Verres progressifs intelligents** : s'adaptent automatiquement à la distance de l'objet regardé
- **Lentilles intelligentes médicales** : capables de mesurer la pression intraoculaire (utile dans le glaucome) ou de surveiller la glycémie via les larmes
- **Lentilles à zoom intégré** : prototypes permettant de grossir une image par simple clignement

Le Rôle de l'IA dans les Dispositifs Optiques

L'intelligence artificielle est déjà intégrée dans certains de ces dispositifs. Elle permet :

- **L'adaptation automatique** des verres à l'éclairage et à la distance
- **L'analyse en temps réel** des mouvements oculaires pour ajuster la correction
- Le suivi médical intégré (pression oculaire, glycémie, hydratation)
- **L'assistance visuelle** pour les malvoyants : reconnaissance vocale des objets, lecture automatique de textes, navigation guidée

Exemple Réel : Lentilles Connectées pour le Glaucome à San Diego

Ce qui s'est passé : Des chercheurs californiens ont mis au point une lentille de contact équipée de capteurs mesurant en continu la pression intraoculaire.

Résultats : Les patients atteints de glaucome ont pu être suivis 24h/24, évitant des pics de pression souvent invisibles lors d'un examen classique.

Ce que nous apprenons : Les dispositifs connectés transforment la correction optique en outil de diagnostic et de prévention.

Ce Que Vous Devez Retenir

- Les lunettes restent la solution la plus accessible, pratique et sûre.
- Les lentilles offrent discrétion et liberté, mais nécessitent un entretien rigoureux.
- Les verres intelligents ouvrent la voie à une **vision augmentée**, médicale et technologique.
- L'IA joue un rôle central dans l'adaptation et le suivi personnalisé de la vision.
- La frontière entre correction visuelle et outil médical est en train de disparaître.

Étapes d'Action pour les Lecteurs

- Déterminez si vos besoins actuels concernent surtout le confort, l'esthétique, ou la performance.
- Demandez un essai de lentilles si vous n'avez porté que des lunettes : l'expérience change radicalement la perception.
- Renseignez-vous sur les verres photochromiques ou anti-lumière bleue si vous passez beaucoup de temps en extérieur ou sur écran.
- Suivez les avancées en **lentilles connectées médicales**, particulièrement si vous êtes à risque de glaucome ou diabétique.

- Pensez à la possibilité, dans un futur proche, de porter des lunettes qui **corrigent, protègent et surveillent votre santé en même temps**.

L'Importance des Examens Réguliers

La plupart des gens consultent un ophtalmologiste seulement lorsqu'ils remarquent une gêne visuelle : difficultés à lire, vision floue, ou besoin d'une nouvelle paire de lunettes. Pourtant, de nombreuses maladies des yeux **n'entraînent aucun symptôme au début** et progressent silencieusement jusqu'à causer des dommages irréversibles. C'est pourquoi les examens réguliers de la vue ne sont pas un luxe, mais une **nécessité médicale**.

Un suivi ophtalmologique bien conduit permet de détecter les troubles précoces, de prévenir les complications, et d'assurer une qualité de vie visuelle optimale à tout âge.

Pourquoi Les Examens Réguliers Sont Essentiels

1. **Les maladies silencieuses**
   - Le **glaucome** détruit le nerf optique sans douleur ni symptômes précoces.
   - La **DMLA (Dégénérescence Maculaire Liée à l'Âge)** commence par de petites déformations visuelles souvent ignorées.
   - La **rétinopathie diabétique** peut évoluer longtemps sans gêne perceptible, jusqu'à provoquer une perte brutale de la vision.
2. **La prévention**
   Un contrôle régulier permet de détecter ces maladies **avant qu'il ne soit trop tard**, quand les traitements sont encore efficaces.

3. **La mise à jour des corrections visuelles**
La myopie, l'hypermétropie, l'astigmatisme ou la presbytie évoluent avec le temps. Un ajustement précis garantit confort visuel, performance scolaire ou professionnelle, et sécurité au quotidien.

À Quelle Fréquence Consulter ?

- **Enfants** : premier dépistage avant 6 ans, puis tous les 2 ans ou plus souvent si un trouble est détecté.
- **Adultes jeunes (20–39 ans)** : tous les 5 ans, sauf si vous avez des symptômes ou des antécédents familiaux.
- **Adultes de 40–59 ans** : tous les 2 à 3 ans (risque accru de glaucome et de presbytie).
- **À partir de 60 ans** : tous les 1 à 2 ans, pour dépister DMLA, cataracte et glaucome.
- **Personnes à risque** (diabète, hypertension, antécédents familiaux) : examen annuel recommandé.

Les Examens Clés Réalisés

- **Réfraction visuelle** : mesure de la correction (lunettes/lentilles).
- **Mesure de la pression intraoculaire** (dépistage du glaucome).
- **Fond d'œil** : exploration directe de la rétine et du nerf optique.
- **OCT (Tomographie par Cohérence Optique)** : imagerie 3D de la rétine et du nerf optique.
- **Champ visuel automatisé** : détection des pertes de vision périphérique.

L'IA au Service du Dépistage Précoce

L'intelligence artificielle transforme déjà les examens de routine en outils de prévention puissants. Elle peut :

- Analyser automatiquement les images de fond d'œil et signaler des anomalies précoces.
- Détecter des changements subtils entre deux examens espacés de plusieurs années.
- Aider à trier les patients pour orienter rapidement ceux nécessitant une prise en charge urgente.

Exemple Réel : Dépistage Automatisé en Inde

Ce qui s'est passé : Dans une campagne nationale de dépistage du diabète, des cliniques mobiles équipées d'appareils IA ont réalisé des milliers de photographies du fond d'œil.
Résultats : La détection de la rétinopathie diabétique a augmenté de **60 %**, avec un traitement initié avant la perte de vision dans la majorité des cas.
Ce que nous apprenons : L'IA rend les examens réguliers plus accessibles et plus efficaces, même dans les zones rurales sous-dotées en ophtalmologistes.

Ce Que Vous Devez Retenir

- De nombreuses maladies oculaires progressent **sans symptôme** au début.
- Un examen régulier permet de dépister tôt et de préserver la vision.
- La fréquence des examens dépend de l'âge et des facteurs de risque.
- Les technologies modernes, dont l'IA, augmentent la précision et l'efficacité des bilans.
- Négliger ces rendez-vous, c'est courir le risque de perdre une partie de sa vision de façon irréversible.

Étapes d'Action pour les Lecteurs

- Vérifiez la date de votre **dernier examen ophtalmologique** et planifiez le prochain.
- Si vous êtes diabétique, hypertendu ou avez un antécédent familial de glaucome, fixez un contrôle annuel.
- Demandez à votre médecin si une **analyse OCT** est indiquée pour vous.
- Notez vos symptômes visuels (vision floue, halos, taches) et signalez-les à votre spécialiste.
- Cherchez un centre équipé d'un système **IA de dépistage automatisé** pour bénéficier des dernières avancées.

CHAPITRE 5

Les maladies oculaires les plus fréquentes

La Cataracte (Le Cristallin Trouble)

Parmi toutes les maladies oculaires, la **cataracte** est de loin la plus fréquente. Elle représente la première cause de cécité réversible dans le monde. En termes simples, il s'agit d'une **opacification progressive du cristallin**, cette lentille transparente située derrière l'iris et qui sert à faire la mise au point. Avec l'âge, le cristallin perd sa clarté et se trouble, comme une vitre qui se ternit. Résultat : la vision devient floue, voilée, et les couleurs perdent leur éclat.

Comment se Forme une Cataracte

Le cristallin est constitué de protéines parfaitement organisées, permettant à la lumière de le traverser sans obstacle. Avec le temps, ces protéines s'agglutinent et diffusent la lumière au lieu de la laisser passer. L'image projetée sur la rétine devient donc brouillée.

Facteurs de risque :

- Vieillissement (cataracte sénile, la plus fréquente)
- Exposition répétée aux rayons UV
- Tabac et alcool
- Diabète
- Traumatismes oculaires
- Utilisation prolongée de corticoïdes

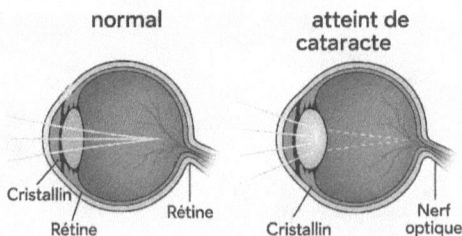

normal — atteint de cataracte

Cristallin — Rétine — Rétine — Cristallin — Nerf optique

Les Symptômes Typiques

- Vision floue ou trouble, comme à travers une vitre sale
- Difficulté à lire ou conduire, surtout la nuit
- Sensibilité accrue à l'éblouissement (phares, soleil)
- Les couleurs semblent délavées ou jaunâtres
- Changements fréquents de lunettes sans amélioration réelle

Le Diagnostic

Un examen ophtalmologique suffit :

- **Lampe à fente** : permet de visualiser directement l'opacité du cristallin
- **Mesure d'acuité visuelle** : évalue la perte de netteté
- **Examen de la rétine** : indispensable avant une chirurgie pour vérifier qu'il n'y a pas d'autre problème associé

Le Seul Traitement Efficace : La Chirurgie

Aucun collyre ni médicament n'élimine la cataracte. Le seul traitement est chirurgical. Il s'agit de **l'opération la plus pratiquée au monde**, avec des millions d'interventions chaque année.

Principe :

1. Retrait du cristallin opacifié (souvent par phacoémulsification, une technique ultrasonique).
2. Implantation d'un **cristallin artificiel** (implant intraoculaire).

Cette intervention est rapide (15 à 20 minutes par œil), indolore, et pratiquée sous anesthésie locale. Le patient retrouve souvent une vision nette dès le lendemain.

Les Nouveaux Implants Intraoculaires

Grâce aux progrès technologiques, les implants permettent aujourd'hui non seulement de remplacer le cristallin, mais aussi de corriger les défauts visuels existants :

- **Implants monofocaux** : vision nette de loin (lunettes nécessaires de près).
- **Implants multifocaux** : correction de la vision de près et de loin.
- **Implants toriques** : correction de l'astigmatisme.
- **Implants à profondeur de champ étendue (EDOF)** : meilleure qualité visuelle dans plusieurs conditions d'éclairage.

L'IA au Service de la Chirurgie de la Cataracte

L'intelligence artificielle optimise déjà chaque étape :

- **Mesure biométrique précise** de l'œil pour choisir l'implant idéal.
- **Planification personnalisée** de la chirurgie pour réduire les risques.
- **Suivi post-opératoire automatisé** grâce à l'analyse d'images de la cornée et de la rétine.

Exemple Réel : IA et Chirurgie à Londres

Ce qui s'est passé : Dans un hôpital londonien, une IA a été utilisée pour analyser les mesures biométriques de milliers de patients avant chirurgie.
Résultats : Le taux d'erreurs de calcul d'implant a été réduit de 30 %, garantissant une vision optimale après l'opération.
Ce que nous apprenons : L'IA ne remplace pas le chirurgien, mais elle fiabilise les calculs et augmente les chances de résultat parfait.

Ce Que Vous Devez Retenir

- La cataracte est une opacification progressive du cristallin, fréquente avec l'âge.
- Elle entraîne flou, éblouissements et perte de contraste des couleurs.
- Le seul traitement efficace est chirurgical, avec pose d'un implant artificiel.
- Les implants modernes corrigent aussi la myopie, l'hypermétropie et l'astigmatisme.
- L'IA améliore la précision des calculs et la personnalisation de la chirurgie.

Étapes d'Action pour les Lecteurs

- Si vous avez plus de 60 ans, programmez un **examen annuel du cristallin**.
- Signalez à votre médecin toute gêne nocturne ou sensation de voile visuel.
- Renseignez-vous sur les **types d'implants disponibles** avant une chirurgie.
- Demandez si votre centre chirurgical utilise une **IA pour la planification biométrique**.
- Prévoyez une convalescence courte mais organisée (accompagnement le jour de l'opération).

Le Glaucome (Le Voleur Silencieux de la Vue)

Contrairement à la cataracte, qui trouble progressivement la vision mais peut être corrigée par une chirurgie, le **glaucome** est une maladie bien plus redoutable. On le surnomme **"le voleur silencieux de la vue"** car il détruit le nerf optique sans provoquer de symptômes au début. Lorsqu'un patient réalise qu'il voit moins bien, il est souvent déjà trop tard : les fibres nerveuses endommagées ne se régénèrent pas et la perte de vision est **irréversible**.

Qu'est-ce Que le Glaucome ?

Le glaucome regroupe un ensemble de maladies caractérisées par une **atteinte progressive du nerf optique**, généralement liée à une élévation de la **pression intraoculaire** (pression à l'intérieur de l'œil). Cette pression abîme les fibres nerveuses qui transmettent l'image de la rétine au cerveau.

Il existe plusieurs formes de glaucome :

- **Glaucome chronique à angle ouvert** : le plus fréquent, évolue lentement et sans douleur.
- **Glaucome aigu par fermeture de l'angle** : augmentation brutale de la pression intraoculaire, urgence médicale absolue.
- **Glaucomes secondaires** : liés à un traumatisme, un médicament ou une autre maladie oculaire.

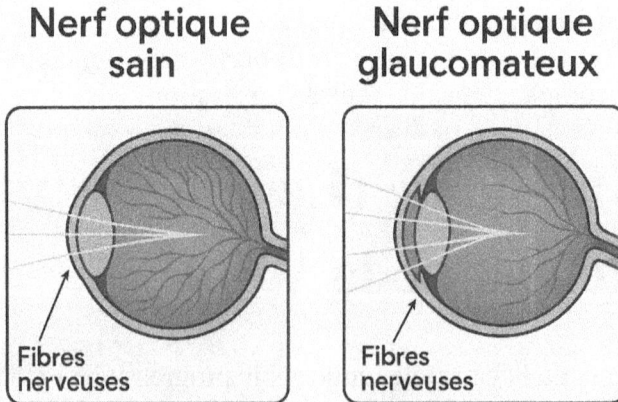

Nerf optique sain

Nerf optique glaucomateux

Fibres nerveuses

Fibres nerveuses

Les Symptômes : Un Danger Invisible

Dans 90 % des cas, le glaucome chronique est **asymptomatique** aux premiers stades.
Les signes apparaissent tardivement :

- Réduction progressive du champ visuel périphérique (comme si la vision se "refermait").
- Vision tubulaire dans les cas avancés.
- Dans le glaucome aigu : douleur intense, œil rouge, nausées, halos colorés autour des lumières, baisse brutale de vision.

Le problème : lorsqu'un patient consulte pour ces symptômes, une partie de la vision est déjà perdue, et **on ne peut pas la récupérer.**

Facteurs de Risque

- Âge > 40 ans
- Antécédents familiaux de glaucome
- Hypertension intraoculaire
- Myopie forte
- Diabète, hypertension artérielle
- Utilisation prolongée de corticoïdes

Le Dépistage : Une Arme Essentielle

Comme le glaucome est invisible au début, **seuls les examens réguliers permettent de le détecter.** L'ophtalmologiste réalise :

- **La mesure de la pression intraoculaire** (tonométrie)
- **L'examen du nerf optique** au fond d'œil
- **L'OCT (tomographie par cohérence optique)** pour analyser l'épaisseur des fibres nerveuses
- **Le champ visuel automatisé** pour détecter les zones de vision perdues

Traitement et Suivi

Il n'existe pas de cure définitive, mais des traitements permettent de ralentir la progression :

- **Collyres hypotenseurs** : réduisent la production de liquide intraoculaire ou facilitent son écoulement.
- **Laser trabéculaire** : améliore la filtration du liquide.
- **Chirurgie filtrante ou implants** : créent un passage pour diminuer la pression.

L'efficacité dépend surtout de la **précocité du diagnostic** et de l'**observance du traitement**.

Le Rôle de l'IA dans le Glaucome

L'intelligence artificielle révolutionne déjà la gestion du glaucome :

- Détection automatisée d'un amincissement des fibres rétiniennes sur OCT.
- Suivi comparatif d'images sur plusieurs années, pour identifier les progressions minimes.
- Analyse prédictive des patients à haut risque, permettant d'intervenir avant l'apparition des symptômes.

Exemple Réel : Suivi Longitudinal en Corée du Sud

Ce qui s'est passé : Une étude coréenne a utilisé une IA pour analyser les OCT de milliers de patients atteints de glaucome.
Résultats : L'IA a identifié les patients à risque de perte rapide de vision **2 à 3 ans avant que les symptômes n'apparaissent**.
Ce que nous apprenons : Le suivi prédictif permet de personnaliser les traitements et d'éviter des handicaps sévères.

Ce Que Vous Devez Retenir

- Le glaucome détruit le nerf optique **sans symptôme au début**.
- La perte de vision est irréversible, mais sa progression peut être freinée.
- Le dépistage régulier est la seule façon de le détecter tôt.
- Le traitement repose sur des collyres, lasers ou chirurgie.
- L'IA améliore le dépistage, le suivi et la prédiction de la maladie.

Étapes d'Action pour les Lecteurs

- Faites mesurer votre **pression intraoculaire** tous les 2 ans à partir de 40 ans.
- Si vous avez un antécédent familial, programmez un suivi annuel.
- Demandez un **examen OCT du nerf optique** si vous êtes à risque.
- Soyez rigoureux dans l'utilisation de vos collyres si vous êtes traité.
- Renseignez-vous sur les centres utilisant un **suivi assisté par IA**.

Les Maladies de la Rétine Liées au Diabète et à l'Âge

Deux grandes catégories de maladies menacent particulièrement la rétine : celles liées au **diabète** et celles dues au **vieillissement naturel**. Elles constituent des causes majeures de perte visuelle dans le monde, parfois évitable si elles sont détectées et traitées à temps. Ces pathologies ont un point commun : elles affectent directement la **macula**, zone centrale de la rétine, essentielle à la vision des détails fins comme la lecture, l'écriture ou la reconnaissance des visages.

La Rétinopathie Diabétique : Quand le Sucre Abîme les Vaisseaux

Le diabète n'endommage pas seulement le cœur et les reins : il altère aussi les **vaisseaux sanguins de la rétine**. L'excès chronique de glucose rend ces capillaires fragiles, poreux ou obstrués, entraînant deux grands types de lésions :

- **Rétinopathie diabétique non proliférante** : micro-anévrysmes, hémorragies ponctuelles, fuites de liquide provoquant un œdème maculaire.
- **Rétinopathie diabétique proliférante** : apparition de néo-vaisseaux anormaux, fragiles, qui saignent facilement et peuvent causer un décollement de rétine.

Symptômes : vision floue, taches sombres, difficulté à lire. Mais au début, la maladie est **silencieuse**.

Traitements :

- Injections intraoculaires d'anti-VEGF (bloquant la croissance anormale des vaisseaux).
- Photocoagulation laser pour détruire les néo-vaisseaux fragiles.
- Contrôle strict du diabète (glycémie, tension artérielle).

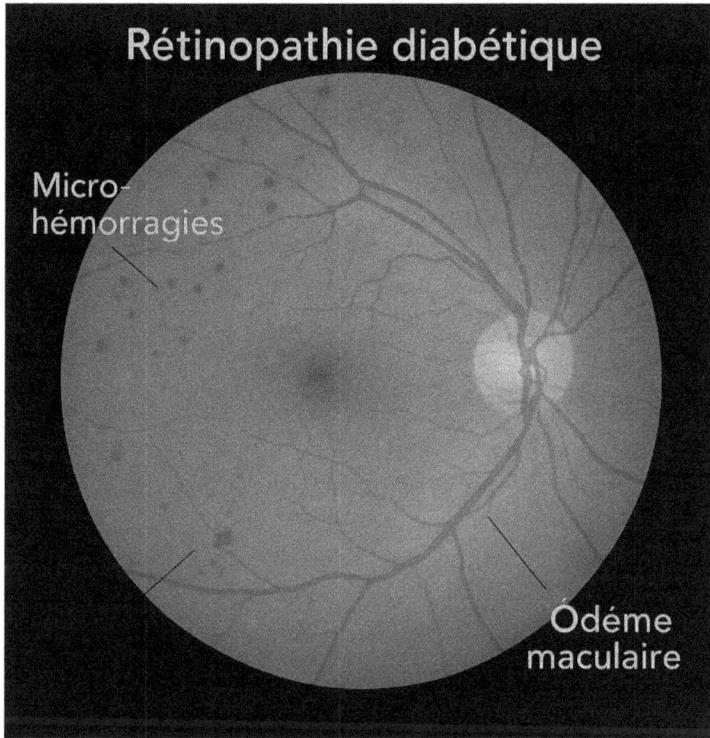

Rétinopathie diabétique

Micro-hémorragies

Ódéme maculaire

La DMLA : La Menace de l'Âge

La **Dégénérescence Maculaire Liée à l'Âge (DMLA)** est la première cause de malvoyance sévère après 60 ans. Elle détruit progressivement la **macula**, zone responsable de la vision centrale.

Deux formes principales :

- **DMLA sèche (atrophique)** : lente, caractérisée par la formation de dépôts appelés *drusen* et un amincissement progressif de la macula.
- **DMLA humide (exsudative)** : plus agressive, avec croissance de néo-vaisseaux sous la rétine, provoquant des hémorragies et des cicatrices rapides.

Symptômes : lignes droites qui apparaissent ondulées, zones sombres au centre du champ visuel, difficulté à lire malgré une bonne vision périphérique.

Traitements :

- Pas de cure définitive pour la forme sèche, mais des compléments nutritionnels (lutéine, zinc, vitamines) peuvent ralentir l'évolution.
- Pour la forme humide : injections régulières d'anti-VEGF, parfois associées à des lasers.

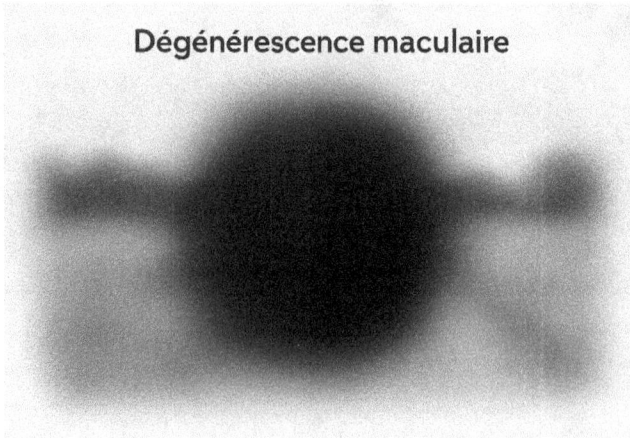

Dégénérescence maculaire

Rôle Crucial de l'IA dans le Dépistage

Ces maladies étant **silencieuses aux débuts**, l'IA est une alliée précieuse pour les détecter précocement.

- Analyse automatique des photographies de fond d'œil pour repérer microhémorragies et drusen.
- Détection ultra-précoce de l'œdème maculaire via l'OCT.
- Suivi longitudinal : comparaison d'images prises à plusieurs mois d'intervalle pour mesurer la progression.
- Aide au triage : en zones rurales, l'IA permet d'identifier les patients nécessitant une consultation urgente.

Exemple Réel : Programme EyePACS aux États-Unis

Ce qui s'est passé : EyePACS, un programme de dépistage assisté par IA, a été déployé dans plusieurs cliniques américaines pour détecter la rétinopathie diabétique.
Résultats : L'IA a atteint une précision comparable à celle des ophtalmologistes, permettant un dépistage massif et rapide.
Ce que nous apprenons : L'automatisation permet de sauver la vue de milliers de patients diabétiques qui, autrement, n'auraient pas été dépistés à temps.

Ce Que Vous Devez Retenir

- Le diabète et l'âge sont deux causes majeures de maladies rétiniennes.
- La rétinopathie diabétique et la DMLA commencent souvent **sans symptômes**.
- Le dépistage régulier est la seule arme efficace pour éviter la cécité.
- Les traitements existent mais doivent être entrepris tôt (anti-VEGF, laser, hygiène de vie).
- L'IA rend le dépistage plus accessible, rapide et fiable, surtout dans les zones sous-dotées.

Étapes d'Action pour les Lecteurs

- Si vous êtes diabétique, programmez un **fond d'œil annuel**.
- Après 60 ans, faites contrôler votre **macula tous les 1 à 2 ans**.
- Surveillez les signes d'alerte : lignes ondulées, taches sombres, vision floue.
- Demandez si votre centre utilise une **analyse OCT assistée par IA**.
- Adoptez une alimentation riche en **antioxydants et oméga-3** pour protéger vos yeux.

Les Infections Courantes Comme la Conjonctivite

Toutes les maladies des yeux ne sont pas chroniques ou liées à l'âge. Certaines sont **infectieuses, fréquentes et généralement bénignes**, mais elles peuvent avoir un impact important sur le confort visuel et la qualité de vie quotidienne. Parmi elles, la **conjonctivite** est sans doute la plus répandue. Elle touche les enfants comme les adultes, se transmet facilement et se manifeste par des symptômes visibles qui inquiètent souvent les patients.

Qu'est-ce Qu'une Conjonctivite ?

La **conjonctive** est une fine membrane transparente qui recouvre le blanc de l'œil (sclère) et l'intérieur des paupières. Quand elle s'inflamme à cause d'une infection ou d'une irritation, on parle de **conjonctivite**.

Les principales formes :

- **Virale** : souvent liée aux adénovirus, très contagieuse.
- **Bactérienne** : due à des bactéries comme *Staphylococcus aureus* ou *Streptococcus pneumoniae*.
- **Allergique** : déclenchée par le pollen, la poussière ou d'autres allergènes (non infectieuse, mais courante).

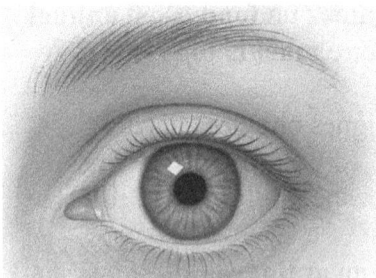

Oeil Normal

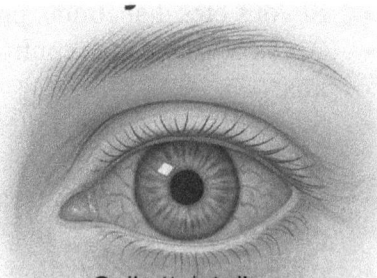

Oeil atteint d'une conjonctivite

Symptômes Typiques

- Rougeur de l'œil
- Sensation de sable ou de brûlure
- Larmoiement excessif
- Écoulement clair (viral) ou purulent (bactérien)
- Démangeaisons intenses (allergique)
- Collage des paupières au réveil

Dans la majorité des cas, la conjonctivite est bénigne et guérit en quelques jours à deux semaines.

Traitements Simples et Efficaces

- **Conjonctivite virale** : repos, compresses froides, larmes artificielles. Aucun antibiotique (inefficace sur les virus).
- **Conjonctivite bactérienne** : collyres ou pommades antibiotiques prescrits par le médecin.
- **Conjonctivite allergique** : antihistaminiques locaux, éviter l'exposition aux allergènes.

⚠ Une consultation est nécessaire si la douleur est forte, si la vision baisse, ou si la conjonctivite survient après une chirurgie oculaire.

Prévention et Hygiène

- Se laver les mains régulièrement.
- Ne pas partager serviettes, oreillers ou maquillage.
- Changer fréquemment les lentilles de contact et respecter les règles d'entretien.
- Aérer les pièces et éviter de se frotter les yeux.

Autres Infections Oculaires Fréquentes

- **Orgelet** : petite infection de la paupière, souvent liée à une glande sébacée bouchée.
- **Kératite infectieuse** : plus grave, peut survenir après un traumatisme ou un mauvais usage de lentilles.
- **Blépharite** : inflammation chronique du bord des paupières, souvent associée à une prolifération bactérienne.

Ces affections rappellent que même les infections banales doivent être surveillées, car certaines peuvent évoluer vers des complications.

Le Rôle de l'IA dans le Diagnostic

Des applications d'imagerie oculaire assistées par IA commencent à aider les médecins généralistes à distinguer une conjonctivite bénigne d'une pathologie plus grave. L'IA analyse une simple photo de l'œil et oriente le patient :

- Vers un traitement simple en cas de conjonctivite classique.
- Vers une consultation urgente si les signes évoquent une kératite ou une atteinte cornéenne.

Exemple Réel : Télédiagnostic en Australie

Ce qui s'est passé : Une clinique australienne a testé un service de téléconsultation assisté par IA pour les patients avec yeux rouges.
Résultats : L'IA a correctement différencié les conjonctivites simples des cas nécessitant un examen en urgence dans plus de **90 % des situations**.
Ce que nous apprenons : Les outils numériques peuvent éviter les déplacements inutiles et sécuriser le diagnostic des infections courantes.

Ce Que Vous Devez Retenir

- La conjonctivite est l'infection oculaire la plus fréquente, généralement bénigne mais très contagieuse.
- Elle peut être virale, bactérienne ou allergique.
- L'hygiène et la prévention sont essentielles pour limiter la transmission.
- Les infections plus graves (kératites, blépharites) nécessitent un suivi spécialisé.
- L'IA facilite le triage et le diagnostic rapide, notamment en médecine générale ou à distance.

Étapes d'Action pour les Lecteurs

- Consultez un médecin si vous avez un œil rouge douloureux ou une baisse de vision.
- Évitez tout contact direct ou indirect (serviettes, maquillage) en cas de conjonctivite.
- Respectez les règles d'entretien des lentilles de contact.
- Utilisez des larmes artificielles pour apaiser une irritation légère.
- Renseignez-vous sur les services de **téléophtalmologie** disponibles dans votre région.

CHAPITRE 6

Les outils de l'ophtalmologiste

Les Tests Visuels et les Échelles de Vision

Mesurer la vue n'est pas une simple formalité : c'est une étape fondamentale pour détecter les troubles visuels, évaluer leur évolution et adapter la correction la plus précise possible. Les tests visuels permettent de quantifier l'acuité, la perception des contrastes, des couleurs et du champ visuel. Ces examens, rapides et indolores, constituent la base de toute consultation en ophtalmologie.

L'Acuité Visuelle : Voir Net ou Flou

L'acuité visuelle correspond à la capacité à distinguer les détails fins d'un objet à une distance donnée. Elle se mesure généralement avec des échelles standardisées placées à 5 ou 6 mètres du patient. L'unité la plus connue est le fameux **10/10** : une vision considérée comme normale. Une acuité de 5/10 signifie que la personne voit à 5 mètres ce qu'un individu normal distingue à 10 mètres.

Les Échelles de Vision les Plus Utilisées

- **Échelle de Monoyer** (Europe) : lettres de taille décroissante alignées de haut en bas.
- **Échelle de Snellen** (États-Unis, international) : lettres en capitales, la plus répandue au niveau mondial.
- **Échelle de Landolt** : cercles ouverts dans différentes directions, utilisée pour les enfants ou les personnes analphabètes.
- **Échelle d'images (Pigassou)** : dessins adaptés aux très jeunes enfants.

Monoyer   Snellen   Landolt

E   E   C

T R   F P   ⋂ C

N U C   T O Z   C ⋂ Ɔ

L F E D   L P E D   ⋂ C Ɔ ⋂

V O R Z   P E C F D   c ⋂ ⋃ C Ɔ

P E C F D   P E C F F D   c ⊙ ⋃ C ⊙

F E F O T Z E O   c ⋂ o ⊃ ⋃

Les Tests Complémentaires

- **Test de la vision des couleurs** : le plus courant est le test d'Ishihara, basé sur des planches de points colorés formant des chiffres invisibles aux daltoniens.
- **Test de sensibilité aux contrastes** : mesure la capacité à distinguer des objets gris sur fond gris, utile pour la conduite nocturne.
- **Test du champ visuel** : détecte les zones où la vision périphérique est absente, essentiel dans le suivi du glaucome.
- **Test de stéréopsie** : évalue la vision en 3D et la perception de la profondeur.

L'Importance de Ces Examens

Un examen visuel complet ne se limite pas à vérifier si l'on a besoin de lunettes. Il permet aussi de dépister :

- Les maladies rétiniennes (DMLA, rétinopathie diabétique)
- Les atteintes du nerf optique (glaucome, neuropathies)
- Les anomalies du développement visuel chez l'enfant

Ces tests sont donc des **portes d'entrée essentielles** vers la prévention et la prise en charge des maladies oculaires.

Le Rôle de l'IA

Aujourd'hui, certains tests visuels sont déjà assistés par intelligence artificielle. Des applications mobiles permettent d'évaluer l'acuité visuelle à domicile, tandis que des logiciels analysent automatiquement les champs visuels ou les résultats des tests de couleurs. L'IA peut comparer les résultats actuels avec ceux d'années précédentes et détecter de **minuscules variations invisibles à l'œil humain**.

Exemple Réel : Dépistage Scolaire Numérisé en Inde

Ce qui s'est passé : Un programme de dépistage visuel a équipé des écoles indiennes avec des tablettes utilisant des tests visuels numériques assistés par IA.
Résultats : Plus de 250 000 enfants ont été testés en quelques mois, avec un taux de détection des troubles de réfraction supérieur à 95 %.
Ce que nous apprenons : Les outils numériques permettent un dépistage massif, rapide et fiable, même dans les zones rurales où les ophtalmologistes manquent.

Ce Que Vous Devez Retenir

- L'acuité visuelle est mesurée par des échelles standardisées comme Monoyer, Snellen ou Landolt.
- D'autres tests évaluent les couleurs, les contrastes, le champ visuel et la vision 3D.
- Ces examens permettent de corriger la vue mais aussi de dépister des maladies graves.
- L'IA modernise les tests en les rendant plus précis, comparatifs et accessibles à distance.

Étapes d'Action pour les Lecteurs

- Vérifiez votre acuité visuelle tous les 2 ans, même sans symptômes.

- Si vous avez des enfants, assurez-vous qu'un **dépistage scolaire** a été réalisé.
- Faites un test d'Ishihara si vous suspectez une anomalie de perception des couleurs.
- Demandez un champ visuel si vous avez des antécédents de glaucome dans la famille.
- Explorez les solutions de tests visuels numériques ou mobiles, particulièrement si vous vivez loin d'un centre ophtalmologique.

La Lampe à Fente (Microscope Oculaire)

Parmi les instruments les plus emblématiques du cabinet d'ophtalmologie, la **lampe à fente** occupe une place centrale. Cet appareil, à la fois simple d'apparence et extrêmement sophistiqué, est un **microscope oculaire** permettant au médecin d'examiner l'œil dans ses moindres détails. Grâce à une source lumineuse en forme de fente et à un fort grossissement, la lampe à fente révèle la cornée, le cristallin, l'iris, la rétine périphérique et même le nerf optique. C'est un outil indispensable, aussi bien pour les bilans de routine que pour les urgences.

Comment Fonctionne la Lampe à Fente

La lampe à fente associe deux éléments clés :

- **Une lumière intense, réglable et modulable** : projetée sous forme de fente fine, elle éclaire sélectivement les différentes couches de l'œil.
- **Un microscope binoculaire** : utilisé par l'ophtalmologiste pour observer l'œil en profondeur avec un grossissement précis.

En combinant ces deux éléments, le praticien peut examiner l'œil comme un géologue observe les strates d'une roche : couche par couche.

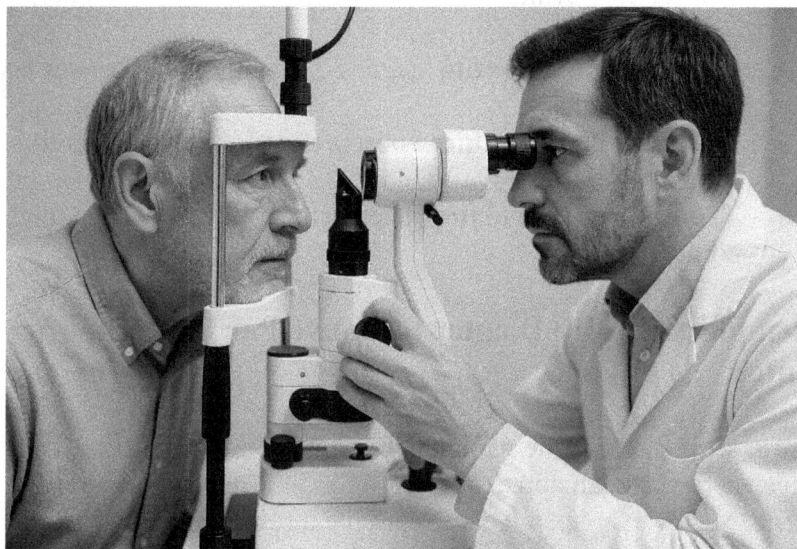

Ce Que la Lampe à Fente Permet d'Examiner

- **Cornée** : transparence, cicatrices, kératites infectieuses.
- **Chambre antérieure** : détection d'inflammations ou d'hémorragies.
- **Cristallin** : dépistage précoce de la cataracte.
- **Iris et pupille** : malformations, tumeurs, dépôts pigmentaires.
- **Fond d'œil** (avec lentilles complémentaires) : nerf optique, rétine, macula, vaisseaux sanguins.

Cet appareil est également utilisé pour réaliser certains gestes médicaux : mesurer la pression intraoculaire (tonométrie), retirer un corps étranger cornéen, ou encore guider des traitements au laser.

Les Maladies Détectées Grâce à la Lampe à Fente

- **Cataracte** : visualisation directe du cristallin trouble.
- **Glaucome** : évaluation de l'angle iridocornéen et du nerf optique.
- **Conjonctivite, kératite** : signes d'infection visibles dès les premiers stades.
- **DMLA et rétinopathies** : observation indirecte du fond d'œil.
- **Traumatismes oculaires** : éclats métalliques, égratignures cornéennes.

Exemple Réel : Un Diagnostic Sauvé Par La Lampe à Fente

Ce qui s'est passé : Une patiente de 35 ans consulte pour un "œil rouge" persistant. En apparence, il s'agissait d'une conjonctivite banale. Mais l'examen à la lampe à fente a révélé une **ulcération cornéenne infectieuse** menaçant rapidement la vision.

Résultats : Grâce au diagnostic précis, un traitement antibiotique spécifique a été instauré immédiatement, évitant une greffe de cornée.

Ce que nous apprenons : La lampe à fente n'est pas qu'un outil de routine — elle peut faire la différence entre une simple irritation et une urgence grave.

Le Rôle de l'IA et de l'Imagerie Connectée

Aujourd'hui, certaines lampes à fente sont couplées à des caméras numériques et à des systèmes d'intelligence artificielle. Elles permettent :

- L'**enregistrement photo et vidéo** des examens pour le suivi.
- L'**analyse automatisée** de la cornée et du cristallin pour détecter les opacités précoces.
- Le **télé-dépistage**, où les images sont envoyées à distance pour un avis spécialisé.

Ce Que Vous Devez Retenir

- La lampe à fente est un microscope spécialisé permettant d'observer l'œil couche par couche.
- Elle détecte un grand nombre de maladies, souvent à un stade précoce.
- C'est un outil incontournable en consultation, en urgence et en suivi post-opératoire.
- Les versions modernes, associées à l'IA, améliorent le dépistage et le suivi à distance.

Étapes d'Action pour les Lecteurs

- Lors de votre prochain examen, demandez à l'ophtalmologiste de vous expliquer ce qu'il observe avec la lampe à fente.
- Si vous portez des lentilles de contact, soyez attentif aux irritations : seule la lampe à fente peut distinguer une simple sécheresse d'une infection cornéenne.
- Renseignez-vous sur les centres équipés de lampes à fente numériques, utiles pour un **suivi photo comparatif**.
- Si votre travail expose vos yeux (soudure, poussières, produits chimiques), un contrôle régulier à la lampe à fente est vivement recommandé.

L'Imagerie de la Rétine (OCT, Photos du Fond d'Œil)

Pour comprendre ce qui se passe dans les structures profondes de l'œil, l'examen clinique à la lampe à fente ne suffit pas toujours. C'est là qu'intervient **l'imagerie rétinienne**, qui a révolutionné le diagnostic et le suivi des maladies oculaires. Grâce à des techniques comme l'**OCT (tomographie par cohérence optique)** et la **photographie du fond d'œil**, les ophtalmologistes disposent désormais de véritables fenêtres numériques ouvertes sur la rétine, permettant de détecter des anomalies invisibles à l'œil nu.

La Photographie du Fond d'Œil : Une Vue Directe sur la Rétine

La photographie du fond d'œil consiste à capturer une image couleur de la rétine, du nerf optique et de la macula grâce à une caméra spécialisée. Elle est utilisée depuis plusieurs décennies et reste un examen incontournable.

Applications principales :

- Dépistage de la **rétinopathie diabétique** (microhémorragies, néo-vaisseaux).
- Suivi du **glaucome** (évaluation de la papille optique).
- Diagnostic de la **DMLA** (présence de drusen, néovaisseaux).
- Détection d'occlusions vasculaires rétiniennes.

La photo du fond d'œil est rapide, indolore, et peut être réalisée en cabinet, parfois même sans dilatation pupillaire grâce aux caméras grand angle modernes.

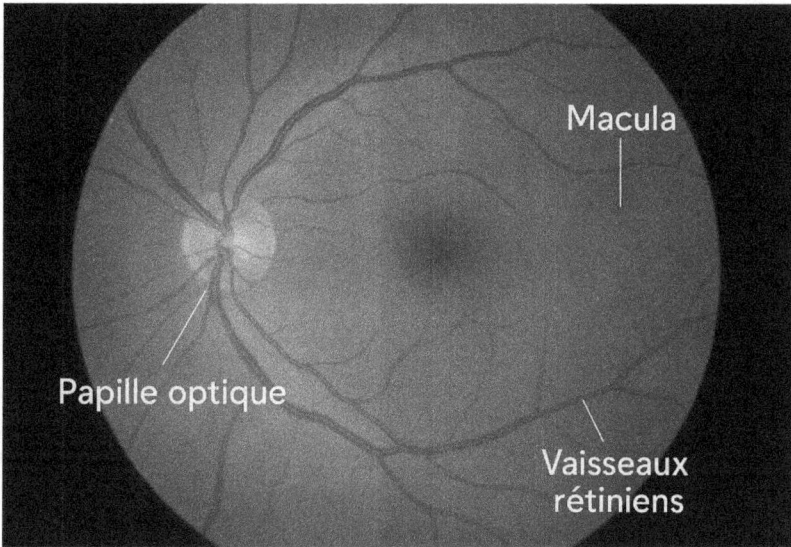

Macula

Papille optique

Vaisseaux
rétiniens

L'OCT : Le Scanner de la Rétine

L'**OCT (Optical Coherence Tomography)** est l'un des outils les plus révolutionnaires de l'ophtalmologie moderne. Comparable à un scanner miniaturisé, il utilise des ondes lumineuses pour produire une image en **coupes transversales micrométriques** de la rétine.

Ce que l'OCT permet de voir :

- Épaisseur et structure des couches rétiniennes.
- Signes précoces de **DMLA**, même avant l'apparition des symptômes.
- Œdème maculaire (accumulation de liquide dans la macula).
- Atteinte du nerf optique dans le **glaucome**.
- Déchirures ou trous maculaires.

Grâce à l'OCT, l'ophtalmologiste ne se contente plus d'une simple photo : il peut analyser les tissus rétiniens en profondeur, un peu comme un radiologue le ferait avec un scanner du cerveau.

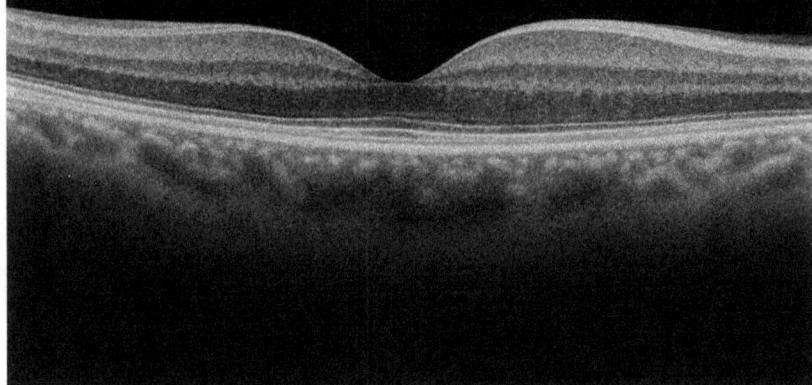
Coupe OCT de la macula

Quand Utiliser Ces Examens ?

- **Chez les patients diabétiques** : au moins une fois par an pour prévenir la rétinopathie.
- **Après 50 ans** : pour dépister la DMLA et surveiller la santé maculaire.
- **En cas de glaucome** : suivi régulier du nerf optique par OCT.
- **En cas de symptômes** comme vision floue, lignes ondulées, taches noires ou baisse de vision soudaine.

L'IA au Cœur de l'Imagerie Moderne

L'explosion du volume d'images a ouvert la voie à l'intelligence artificielle. Les logiciels d'IA analysent désormais automatiquement les photos et les scans OCT, offrant une précision comparable à celle d'un ophtalmologiste expérimenté.

Fonctionnalités actuelles :

- Détection automatisée des micro-anomalies (drusen, micro-saignements).
- Comparaison des examens successifs pour suivre la progression d'une maladie.
- Triage des patients en zones rurales pour décider qui doit voir un spécialiste en urgence.
- Aide au choix du traitement le plus adapté (injections, laser, chirurgie).

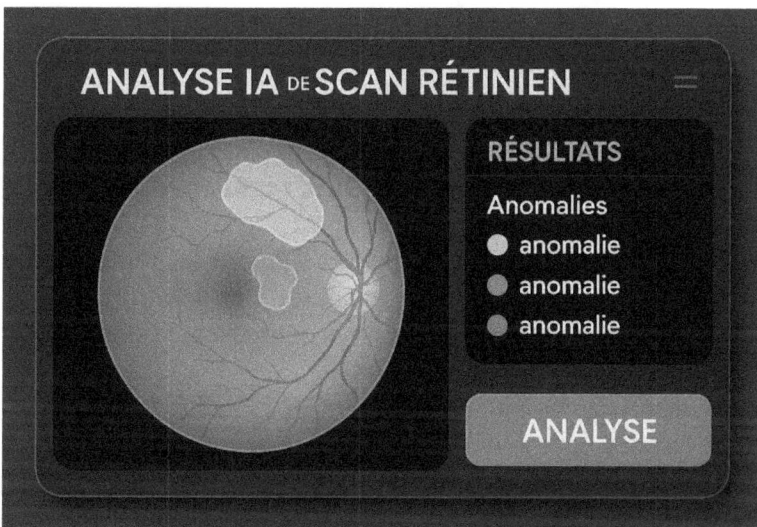

Exemple Réel : Dépistage National en Angleterre

Ce qui s'est passé : Le NHS britannique a intégré un programme d'analyse IA des fonds d'œil dans ses cliniques de dépistage du diabète.

Résultats : Le système a atteint une sensibilité supérieure à 95 % pour détecter les rétinopathies, permettant un tri efficace des patients.

Ce que nous apprenons : L'IA ne remplace pas l'ophtalmologiste, mais elle accélère le dépistage et permet d'orienter rapidement les patients à risque.

Ce Que Vous Devez Retenir

- La photographie du fond d'œil donne une image globale de la rétine et du nerf optique.
- L'OCT permet une analyse en profondeur des couches rétiniennes, avec une précision micrométrique.
- Ces examens sont essentiels dans le dépistage et le suivi du diabète, du glaucome et de la DMLA.
- L'IA multiplie l'efficacité de ces outils en détectant des anomalies précoces et en automatisant le suivi.

Étapes d'Action pour les Lecteurs

- Si vous êtes diabétique, exigez une **photo du fond d'œil annuelle**.
- Après 50 ans, demandez un **OCT régulier**, même sans symptômes.
- Notez vos symptômes visuels et signalez-les rapidement : un OCT peut révéler la cause avant qu'il ne soit trop tard.
- Renseignez-vous sur les centres équipés de systèmes **IA d'analyse rétinienne**.
- Conservez vos images (photos, OCT) : elles servent de référence pour suivre l'évolution dans le temps.

L'IA au Service de l'Analyse des Images Médicales

L'ophtalmologie est l'une des disciplines médicales qui a le plus bénéficié des progrès de l'intelligence artificielle. Pourquoi ? Parce que l'œil se prête particulièrement bien à l'imagerie : rétine, cornée, nerf optique et macula peuvent être photographiés ou scannés avec une précision micrométrique. Or, ces examens génèrent un volume considérable de données visuelles que l'IA peut analyser **plus rapidement et plus finement que l'œil humain seul**. Résultat : un diagnostic plus précoce, un suivi personnalisé et une prise en charge mieux ciblée.

Pourquoi l'IA Excelle en Analyse Visuelle

L'IA, et en particulier les réseaux de neurones convolutionnels (CNN), est conçue pour **reconnaître des motifs complexes dans les images**. Là où un ophtalmologiste peut examiner quelques dizaines de clichés par jour, l'IA peut en analyser des milliers, en comparant chaque pixel à des bases de données mondiales. Elle est capable de repérer des anomalies microscopiques invisibles pour un œil non entraîné, ou encore de mesurer des changements infimes au fil du temps.

Applications Concrètes en Ophtalmologie

1. **Rétinopathie diabétique** : détection automatisée des microhémorragies et œdèmes maculaires, souvent invisibles à un examen rapide.
2. **DMLA (Dégénérescence Maculaire Liée à l'Âge)** : repérage précoce des drusen et des néovaisseaux anormaux sur OCT.
3. **Glaucome** : suivi micrométrique de l'amincissement des fibres nerveuses autour du nerf optique.
4. **Cataracte** : analyse de la densité et de la transparence du cristallin pour planifier l'opération.
5. **Kératocône et anomalies cornéennes** : cartographie 3D automatisée de la cornée pour dépistage et planification chirurgicale.

IA et Précision Diagnostique

Une étude publiée dans *Nature Medicine* a montré que certains algorithmes d'IA atteignent une précision **supérieure à celle de spécialistes humains** pour détecter certaines pathologies rétiniennes. Cela ne signifie pas que l'IA remplace l'ophtalmologiste, mais qu'elle devient un **outil d'aide à la décision** indispensable, capable de signaler les cas suspects et de hiérarchiser les urgences.

L'IA et le Dépistage de Masse

Dans de nombreux pays, notamment en Asie et en Afrique, la densité d'ophtalmologistes est trop faible pour assurer un dépistage efficace. L'IA permet :

- De trier automatiquement les images prises dans des cliniques mobiles.
- De signaler les patients à haut risque nécessitant un examen urgent.
- De réduire les délais d'attente et d'augmenter le taux de diagnostic précoce.

Exemple : en Inde, un programme de dépistage assisté par IA a permis de tester **des millions de patients diabétiques**, avec une détection précoce de la rétinopathie dans des zones auparavant non couvertes.

Exemple Réel : Google Health et la Rétinopathie Diabétique

Ce qui s'est passé : Google Health a développé un algorithme entraîné sur des centaines de milliers d'images de fonds d'œil pour détecter la rétinopathie diabétique.
Résultats : Dans les essais cliniques, le système a montré une précision équivalente, voire supérieure, à celle des ophtalmologistes pour identifier les cas nécessitant une prise en charge.
Ce que nous apprenons : L'IA permet non seulement de gagner du temps, mais aussi d'atteindre une **uniformité de diagnostic**, en réduisant les erreurs liées à la fatigue ou à la variabilité entre médecins.

Limites et Enjeux Éthiques

Malgré ses promesses, l'IA ne doit pas être considérée comme infaillible. Ses limites incluent :

- **Dépendance aux données d'entraînement** : un algorithme mal entraîné peut commettre des erreurs graves.
- **Manque de contexte clinique** : l'IA ne connaît pas les antécédents du patient, ni ses symptômes.
- **Questions de confidentialité** : la gestion sécurisée des images médicales est cruciale.
- **Acceptation par les patients et médecins** : l'IA doit rester un outil de confiance, non une "boîte noire".

Ce Que Vous Devez Retenir

- L'IA est un outil puissant pour analyser rapidement et précisément les images oculaires.
- Elle est particulièrement efficace pour dépister la rétinopathie diabétique, la DMLA et le glaucome.
- Elle améliore le dépistage de masse dans les zones sous-médicalisées.
- Elle ne remplace pas l'ophtalmologiste, mais renforce son diagnostic.
- Les enjeux de transparence, d'éthique et de protection des données restent essentiels.

Étapes d'Action pour les Lecteurs

- Si vous êtes diabétique ou âgé de plus de 60 ans, demandez si votre centre propose un **dépistage assisté par IA**.
- Conservez vos anciennes images (OCT, fonds d'œil) : elles serviront à l'IA pour détecter les évolutions subtiles.
- Posez la question à votre ophtalmologiste : "Est-ce que mes examens bénéficient d'une analyse IA ?"
- Restez attentif aux avancées locales : de plus en plus de cliniques intègrent ces systèmes.

- Rappelez-vous que l'IA complète l'expertise médicale, mais **la décision finale reste humaine**.

CHAPITRE 7

Les traitements et les chirurgies

Les Corrections Simples : Lunettes et Chirurgie Réfractive (LASIK)

La majorité des troubles visuels — myopie, hypermétropie, astigmatisme, presbytie — ne sont pas des maladies mais des **erreurs de réfraction**. Autrement dit, l'œil est incapable de focaliser correctement la lumière sur la rétine. La bonne nouvelle : ces anomalies se corrigent facilement. Deux solutions dominent aujourd'hui : les **lunettes**, correction la plus répandue et la plus simple, et la **chirurgie réfractive**, notamment la technique du LASIK, qui permet une correction durable sans accessoire externe.

Les Lunettes : Un Outil Universel

Les **lunettes** sont utilisées depuis plus de 700 ans et restent la solution la plus courante dans le monde. Leur principe est simple : interposer une lentille devant l'œil afin de rediriger la lumière et ramener le foyer exactement sur la rétine.

Avantages :

- Faciles à utiliser, sans risque médical.
- Peu coûteuses par rapport à d'autres solutions.
- Protection possible contre la lumière bleue, les UV ou les chocs.
- Adaptées à tous les âges, y compris aux enfants.

Limites :

- Esthétiques pour certains patients.
- Peu pratiques pour le sport ou certaines activités professionnelles.
- Champ visuel réduit par rapport aux lentilles de contact.

La Chirurgie Réfractive au Laser : Le LASIK

Le **LASIK (Laser-Assisted in Situ Keratomileusis)** est la technique chirurgicale la plus pratiquée pour corriger la myopie, l'hypermétropie et l'astigmatisme. L'opération consiste à remodeler la cornée grâce à un **laser de haute précision**, afin que la lumière se focalise correctement sur la rétine.

Déroulement simplifié de l'intervention :

1. Création d'un fin volet cornéen à l'aide d'un laser femtoseconde.
2. Remodelage de la cornée avec un laser excimer.
3. Repositionnement du volet cornéen, qui cicatrise naturellement.

Avantages :

- Résultats rapides : la vision s'améliore souvent dès le lendemain.
- Correction durable, parfois définitive.
- Confort quotidien : plus besoin de lunettes ou de lentilles.

Limites :

- Non recommandé pour les moins de 20 ans (vue encore instable).
- Risque de sécheresse oculaire temporaire.
- Contre-indiqué en cas de cornée trop fine ou de certaines maladies oculaires.

Les Résultats Attendus

- **Taux de satisfaction élevé** : plus de 95 % des patients se déclarent satisfaits après un LASIK.
- La majorité atteint une acuité visuelle équivalente ou supérieure à 10/10 sans correction.

- Une retouche peut être nécessaire si la correction initiale est incomplète.

Le Rôle de l'IA dans le LASIK

L'intelligence artificielle optimise la chirurgie réfractive en permettant :

- Une **analyse personnalisée de la cornée** par topographie 3D.
- La détection de zones fragiles pour réduire le risque de complications.
- La planification précise du remodelage laser pour chaque patient.
- Le suivi post-opératoire automatisé avec comparaison d'images cornéennes.

Exemple Réel : LASIK Assisté par IA en Suisse

Ce qui s'est passé : Une clinique suisse a intégré un système IA dans son flux opératoire LASIK.
Résultats : Le taux de retouches postopératoires a chuté de 40 %, et la récupération visuelle a été plus rapide.
Ce que nous apprenons : La précision millimétrique du laser, combinée à l'analyse prédictive de l'IA, augmente la sécurité et la fiabilité de la chirurgie réfractive.

Ce Que Vous Devez Retenir

- Les lunettes sont la correction la plus simple et universelle.
- Le LASIK est une chirurgie rapide, sûre et très efficace pour la myopie, l'hypermétropie et l'astigmatisme.
- Le choix dépend de l'âge, de la santé oculaire et du mode de vie.
- L'IA améliore la planification et la sécurité du LASIK, offrant des résultats encore plus fiables.

Étapes d'Action pour les Lecteurs

- Faites un **bilan visuel complet** avant de choisir entre lunettes, lentilles ou chirurgie.
- Si vous envisagez un LASIK, vérifiez que votre centre dispose d'un **scanner cornéen 3D et d'IA d'aide à la planification**.
- Discutez avec votre ophtalmologiste des bénéfices et des contre-indications éventuelles.
- Gardez à l'esprit qu'une chirurgie n'est pas un "luxe esthétique", mais une **solution médicale durable** pour corriger les troubles visuels.
- Pensez à la prévention : même après un LASIK réussi, un suivi ophtalmologique reste indispensable.

La Chirurgie de la Cataracte Pas à Pas

La chirurgie de la cataracte est aujourd'hui l'opération la plus pratiquée au monde, avec des millions d'interventions chaque année. Elle est rapide, indolore et extrêmement efficace. Pour beaucoup de patients, elle marque un tournant : retrouver une vision claire après des années de brouillard visuel. Mais pour bien comprendre ce geste chirurgical, il est utile de suivre son déroulement étape par étape.

Étape 1 : La Préparation du Patient

Avant l'opération, un examen complet est réalisé :

- **Mesures biométriques** : longueur de l'œil, courbure de la cornée, profondeur de la chambre antérieure.
- **Choix de l'implant intraoculaire** : selon les besoins (vision de loin, vision multifocale, correction d'astigmatisme).

- **Préparation médicale** : collyres antibiotiques et anti-inflammatoires avant l'intervention pour réduire le risque d'infection.

Le jour J, le patient arrive à jeun. Une anesthésie locale par collyres (ou parfois une injection) est réalisée. Le patient reste conscient, mais ne ressent aucune douleur.

Étape 2 : L'Incision

Le chirurgien pratique une **micro-incision** (2 à 3 mm) à la périphérie de la cornée. Cette ouverture minime suffit pour introduire les instruments. L'avantage : elle cicatrise seule, sans points de suture, et assure une récupération rapide.

Étape 3 : L'Ouverture du Cristallin

Une ouverture circulaire très fine est pratiquée sur la capsule antérieure du cristallin. Cela permet d'accéder à la partie centrale devenue opaque. Cette étape est appelée **capsulorhexis**.

Étape 4 : La Phacoémulsification

C'est la partie la plus technique. Une sonde ultrasonique est introduite dans l'œil pour **fragmenter le cristallin trouble** en petits morceaux. Ces fragments sont ensuite aspirés délicatement. La capsule postérieure du cristallin est laissée en place pour servir de support au futur implant.

Étape 5 : L'Implantation du Cristallin Artificiel

Un **implant intraoculaire** plié est inséré par la micro-incision, puis déployé dans la capsule laissée vide. Cet implant est transparent et conçu pour durer toute la vie. Selon le type choisi, il peut corriger en même temps la myopie, l'hypermétropie, l'astigmatisme ou la presbytie.

Étape 6 : La Fermeture

Aucune suture n'est nécessaire : la petite incision cornéenne se referme naturellement grâce à la pression intraoculaire. Quelques gouttes de collyre antibiotique et anti-inflammatoire sont administrées pour prévenir infection et inflammation.

Étape 7 : La Convalescence

La récupération est généralement rapide :

- Vision améliorée dès le lendemain, bien que légèrement floue au début.
- Traitement par collyres pendant 3 à 4 semaines.
- Éviter de frotter l'œil, porter une coque de protection la nuit, limiter les efforts physiques intenses pendant quelques jours.

En une semaine, la majorité des patients retrouvent une vision nette et confortable.

Le Rôle de l'IA Dans la Chirurgie de la Cataracte

L'intelligence artificielle améliore chaque étape :

- **Biométrie prédictive** : calcul ultra-précis de la puissance de l'implant.
- **Planification personnalisée** : choix du type d'implant en fonction du mode de vie du patient.
- **Suivi post-opératoire** : comparaison automatisée des photos et OCT pour repérer des complications précoces (œdème maculaire, décollement capsulaire).

Exemple Réel : IA et Chirurgie à Singapour

Ce qui s'est passé : Dans un centre hospitalier, une IA a été intégrée au processus de calcul biométrique de l'implant.
Résultats : Les patients ont obtenu une vision postopératoire plus précise, réduisant la dépendance aux lunettes dans plus de 85 % des cas.
Ce que nous apprenons : La combinaison de la précision chirurgicale et de l'analyse prédictive de l'IA conduit à des résultats quasi parfaits.

Ce Que Vous Devez Retenir

- La chirurgie de la cataracte est rapide, sûre et efficace.
- Elle consiste à retirer le cristallin opaque et à le remplacer par un implant artificiel.
- La récupération est rapide, souvent dès le lendemain.
- L'IA optimise la préparation et le suivi, améliorant encore les résultats visuels.

Étapes d'Action pour les Lecteurs

- Si votre vision devient voilée ou que les couleurs s'estompent, demandez un **examen du cristallin**.
- Discutez avec votre ophtalmologiste des **différents implants disponibles** (monofocaux, multifocaux, toriques).
- Vérifiez si le centre chirurgical utilise une **biométrie assistée par IA**.
- Préparez-vous à une récupération rapide, mais suivez rigoureusement le traitement postopératoire.
- Sachez que la chirurgie de la cataracte est aujourd'hui l'une des interventions les plus sûres de toute la médecine.

Les Lasers et les Injections pour Réparer la Rétine

La rétine est une structure fragile, mais elle dispose aujourd'hui d'outils thérapeutiques modernes qui permettent de limiter ou même de réparer certains dommages. Deux techniques dominent : **le laser** et les **injections intraoculaires**. Elles ont révolutionné la prise en charge des maladies rétiniennes, sauvant la vue de millions de patients à travers le monde.

Le Laser en Ophtalmologie

Le laser est utilisé depuis plusieurs décennies pour traiter les maladies de la rétine. Son principe : délivrer une énergie lumineuse très focalisée qui coagule ou détruit des zones ciblées, afin de protéger les régions essentielles comme la macula.

Principales indications :

- **Rétinopathie diabétique** : le laser panrétinien détruit les zones périphériques où apparaissent des néovaisseaux anormaux. Résultat : la rétine consomme moins d'oxygène et les vaisseaux pathologiques régressent.
- **Déchirures rétiniennes** : le laser soude la rétine autour de la zone fragilisée pour éviter un décollement.
- **Occlusions veineuses rétiniennes** : il limite les complications liées au manque d'irrigation.

Avantages : traitement rapide, indolore sous anesthésie locale, souvent réalisé en consultation.
Limites : peut réduire le champ visuel périphérique et la vision nocturne, mais protège la vision centrale.

Les Injections Intraoculaires (Anti-VEGF et Corticoïdes)

Les **injections intra-vitréennes**, directement dans l'œil, représentent l'une des plus grandes avancées médicales récentes. Elles permettent d'administrer des médicaments au plus près de la rétine, là où ils sont nécessaires.

Principaux médicaments utilisés :

- **Anti-VEGF (anti-facteur de croissance vasculaire)** : bloquent la prolifération de néovaisseaux anormaux dans la DMLA humide, la rétinopathie diabétique et certaines occlusions veineuses.
- **Corticoïdes intraoculaires** : réduisent l'inflammation et l'œdème maculaire.

Avantages : ciblage direct, efficacité rapide, stabilisation ou amélioration de la vision dans de nombreux cas.
Limites : nécessité de renouveler les injections régulièrement (toutes les 4 à 8 semaines selon les cas).

Exemple Réel : La Révolution Anti-VEGF

Avant les années 2000, la DMLA humide conduisait presque inévitablement à une perte sévère de la vision centrale. Aujourd'hui, grâce aux anti-VEGF, plus de **80 % des patients conservent une acuité stable**, et près d'un tiers voient même leur vision s'améliorer. C'est l'une des plus grandes victoires de l'ophtalmologie moderne.

Le Rôle de l'IA dans Ces Thérapies

L'intelligence artificielle optimise désormais la prise en charge :

- **Suivi personnalisé** : analyse automatique des OCT pour décider si une nouvelle injection est nécessaire.
- **Prédiction de réponse** : identifier les patients qui bénéficieront le plus d'un traitement anti-VEGF.

- **Optimisation des lasers** : guidage robotisé pour cibler les zones à traiter tout en épargnant la macula.

Ce Que Vous Devez Retenir

- Le laser est un outil de **prévention et de stabilisation**, utilisé surtout pour les rétinopathies diabétiques et les déchirures.
- Les injections intraoculaires (anti-VEGF, corticoïdes) ont transformé le pronostic de la DMLA et des œdèmes maculaires.
- Ces traitements nécessitent un suivi régulier et rigoureux.
- L'IA améliore la précision des indications, évite des traitements inutiles et personnalise les protocoles.

Étapes d'Action pour les Lecteurs

- Si vous êtes diabétique ou âgé de plus de 60 ans, demandez un **OCT régulier** pour détecter précocement un œdème maculaire.
- En cas de diagnostic de DMLA humide, sachez que les **injections anti-VEGF** sont aujourd'hui la référence.
- Si un laser vous est proposé, comprenez qu'il vise souvent à **prévenir une complication grave**, même si la vision immédiate ne s'améliore pas.
- Renseignez-vous sur les centres équipés de **protocoles IA d'aide au suivi rétinien**.
- Respectez scrupuleusement les rendez-vous de suivi : l'efficacité dépend de la régularité.

La Chirurgie Assistée par Robot et par IA

La chirurgie oculaire a toujours repoussé les limites de la précision. Opérer sur un organe de quelques millimètres d'épaisseur, où la moindre erreur peut faire perdre la vision, exige une stabilité et une finesse presque inhumaines. Aujourd'hui, les progrès en **robotique** et en **intelligence artificielle** ouvrent une nouvelle ère : celle d'interventions guidées, stabilisées et parfois même automatisées par des systèmes intelligents.

Pourquoi la Robotique en Chirurgie Oculaire ?

Même le chirurgien le plus expérimenté est limité par la physiologie humaine : tremblements microscopiques de la main, fatigue musculaire, précision limitée au micron. Or, certaines interventions — comme retirer une membrane rétinienne ou injecter un médicament sous la rétine — nécessitent une **stabilité absolue**. Les robots chirurgicaux apportent :

- Une précision au micron (jusqu'à 10 fois supérieure à la main humaine).
- Une réduction des risques liés aux micro-mouvements involontaires.
- Une possibilité d'interventions inédites, impossibles auparavant.

La Chirurgie Assistée par Robot : Premières Réalisations

Le premier robot conçu spécifiquement pour la rétine, **Preceyes Surgical System**, a été testé aux Pays-Bas. Il a permis d'effectuer des gestes d'une finesse inédite, comme injecter un traitement directement sous la rétine sans endommager les tissus environnants.

Autres exemples d'applications :

- Extraction de corps étrangers microscopiques.
- Dissection de membranes épirétiniennes.
- Placement ultra-précis de micro-implants thérapeutiques.

L'IA Comme Copilote Chirurgical

L'intelligence artificielle complète la robotique en ajoutant une **couche de décision et d'analyse en temps réel**.

- **Planification pré-opératoire** : analyse des images OCT et fond d'œil pour cartographier la zone à opérer.
- **Assistance peropératoire** : guidage du chirurgien avec alertes si l'instrument s'approche trop d'une zone à risque.
- **Simulation et entraînement** : environnements de réalité virtuelle pilotés par IA pour former les chirurgiens sur des cas complexes.
- **Suivi post-opératoire** : comparaison automatisée d'images pour détecter des complications précoces.

Exemple Réel : Chirurgie Robotisée à Oxford

Ce qui s'est passé : En 2016, une équipe britannique a réalisé la première opération rétinienne robotisée sur un patient atteint d'une membrane épirétinienne.
Résultats : Le robot a permis de retirer la membrane sans endommager les tissus, avec une précision supérieure aux techniques classiques.
Ce que nous apprenons : La robotique n'est plus une idée futuriste : elle est déjà appliquée avec succès à la microchirurgie oculaire.

Les Limites Actuelles

- **Coût élevé** des robots et équipements associés.
- **Temps opératoire plus long** dans les premières phases d'apprentissage.
- **Acceptation progressive** par les chirurgiens, qui doivent s'adapter à un nouvel environnement technique.
- Besoin de **standards éthiques et réglementaires** pour encadrer l'utilisation de l'IA en salle opératoire.

Ce Que Vous Devez Retenir

- La chirurgie oculaire atteint un niveau de complexité nécessitant une assistance robotique et intelligente.
- Les robots offrent une précision inégalée, jusqu'à l'échelle du micron.
- L'IA agit comme copilote, en analysant, en guidant et en prédisant les gestes chirurgicaux.
- Les premières opérations réussies prouvent que ces technologies sont déjà une réalité clinique.

Étapes d'Action pour les Lecteurs

- Si une chirurgie complexe vous est proposée, renseignez-vous sur l'existence de **protocoles robot-assistés** dans votre pays.
- Demandez si une **planification IA** a été utilisée pour optimiser votre intervention.
- Restez informé des avancées : ces technologies se démocratisent rapidement et pourraient devenir la norme d'ici 10 à 15 ans.
- Gardez en tête que la robotique et l'IA ne remplacent pas le chirurgien : elles **augmentent sa précision et sa sécurité**.

CHAPITRE 8

L'IA au cœur de l'ophtalmologie moderne

Dépister la Cécité Avant Qu'Elle Ne S'installe

La cécité ne survient presque jamais brutalement. Dans la majorité des cas, elle est le résultat d'une **progression silencieuse** de maladies chroniques comme le glaucome, la DMLA ou la rétinopathie diabétique. Le véritable défi n'est donc pas de traiter la cécité une fois installée — car il est souvent trop tard — mais de **dépister précocement les signes annonciateurs** afin d'agir avant l'irréversible.

Pourquoi Le Dépistage Est Essentiel

- **Les maladies oculaires graves commencent sans douleur ni symptômes.** Un patient atteint de glaucome peut perdre jusqu'à 40 % de son champ visuel avant de s'en rendre compte.
- **Le cerveau compense les lacunes visuelles.** Les zones manquantes sont "remplies" par l'interprétation cérébrale, retardant la prise de conscience.
- **Une fois les cellules nerveuses détruites, elles ne repoussent pas.** Prévenir est la seule stratégie viable.

Champ visuel normal   Champ visuel avec glaucome

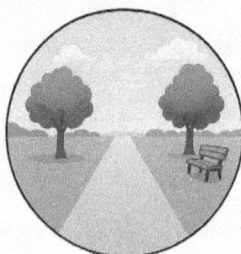

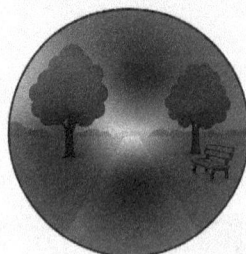

Les Outils de Dépistage Précoces

1. **Mesure de la pression intraoculaire** : essentielle pour dépister le glaucome.
2. **Examen du fond d'œil** : permet de repérer des micro-saignements, des dépôts ou des anomalies du nerf optique.
3. **OCT (Tomographie par Cohérence Optique)** : détecte les amincissements rétiniens invisibles à l'examen classique.
4. **Test du champ visuel automatisé** : met en évidence les pertes périphériques non perçues par le patient.
5. **Imagerie numérique grand angle** : utile pour dépister la rétinopathie diabétique et les lésions périphériques.

L'IA Comme Arme de Détection Massive

L'intelligence artificielle joue un rôle majeur dans la lutte contre la cécité évitable.

- **Analyse automatisée** des fonds d'œil pour dépister la rétinopathie diabétique dans des zones sous-médicalisées.
- **Comparaison longitudinale** : l'IA détecte les micro-évolutions sur plusieurs années, souvent invisibles à l'œil humain.
- **Alertes prédictives** : certains algorithmes anticipent le risque de cécité à 5 ou 10 ans, en fonction des anomalies structurelles observées.

Exemple Réel : Programme National en Thaïlande

Ce qui s'est passé : La Thaïlande a mis en place un dépistage automatisé par IA pour la rétinopathie diabétique dans ses cliniques rurales.
Résultats : Plus d'1 million de patients ont été testés en 3 ans, avec un taux de détection supérieur à 90 %.
Ce que nous apprenons : L'IA rend possible le dépistage de masse et sauve la vue dans des régions où l'accès aux ophtalmologistes est limité.

Ce Que Vous Devez Retenir

- La cécité est souvent évitable si elle est dépistée à temps.
- Les examens clés : pression intraoculaire, fond d'œil, OCT, champ visuel.
- Le cerveau masque les déficits, ce qui rend le dépistage encore plus indispensable.
- L'IA démultiplie la capacité de dépistage, surtout dans les zones à faible densité médicale.

Étapes d'Action pour les Lecteurs

- Si vous avez plus de 40 ans, réalisez un **dépistage du glaucome** tous les 2 ans.
- Si vous êtes diabétique, exigez un **fond d'œil annuel**.
- Après 60 ans, programmez un **OCT régulier** pour surveiller la macula.
- Conservez vos examens précédents : les comparaisons dans le temps sont cruciales.
- Informez vos proches : beaucoup ignorent que la cécité peut être évitée par un simple dépistage précoce.

L'IA et l'Analyse des Rétines à Grande Échelle

La rétine est l'un des rares tissus humains que l'on peut observer directement sans chirurgie. Cette particularité a fait de l'ophtalmologie un terrain d'expérimentation idéal pour l'intelligence artificielle. Là où un ophtalmologiste peut examiner quelques dizaines de patients par jour, une IA peut analyser des **milliers de rétines en quelques minutes**. Résultat : une détection massive, rapide et standardisée des maladies oculaires, mais aussi des indices de santé générale.

Pourquoi la Rétine Est une Cible Privilégiée de l'IA

- **Facilité d'imagerie** : une simple photo du fond d'œil suffit pour obtenir une image riche en informations.
- **Volume colossal de données** : chaque pays génère des millions d'images de dépistage chaque année.
- **Signatures visuelles multiples** : diabète, hypertension, vieillissement, maladies neurodégénératives laissent toutes des traces visibles dans la rétine.
- **Besoin urgent** : pénurie mondiale d'ophtalmologistes, surtout dans les zones rurales et défavorisées.

Les Grandes Applications de l'IA en Analyse Rétinienne

1. **Rétinopathie diabétique** : dépistage automatisé des microhémorragies et de l'œdème maculaire.
2. **Glaucome** : détection de l'amincissement du nerf optique sur des millions d'OCT.
3. **DMLA** : identification précoce des drusen et des néovaisseaux.
4. **Hypertension et maladies cardiovasculaires** : analyse des vaisseaux rétiniens pour estimer le risque.
5. **Maladies neurodégénératives** : recherche de biomarqueurs de Parkinson ou d'Alzheimer visibles dans la rétine.

L'IA Comme Outil de Santé Publique

À grande échelle, l'IA ne sert pas seulement à diagnostiquer un patient, mais à **surveiller la santé visuelle d'une population entière**.

- Déploiement dans les écoles pour dépister la myopie chez les enfants.
- Campagnes nationales pour contrôler la rétinopathie diabétique.
- Programmes dans les pays à revenu faible pour combler le manque de spécialistes.

Ces initiatives transforment la lutte contre la cécité évitable en **enjeu de santé publique mondial.**

Exemple Réel : L'Inde et la Rétinopathie Diabétique

Ce qui s'est passé : L'Inde a déployé un programme national d'analyse IA sur des millions de clichés de fonds d'œil de patients diabétiques.

Résultats : Le taux de dépistage est passé de moins de 30 % à plus de 80 %, avec une réduction significative des cas de cécité évitable.

Ce que nous apprenons : L'IA permet un dépistage massif et rapide là où la main-d'œuvre médicale est insuffisante.

Défis et Limites

- **Qualité des images** : une mauvaise photo peut tromper l'algorithme.
- **Biais des données** : une IA entraînée sur une population peut être moins fiable sur une autre.
- **Acceptation par les patients** : la confiance dans une "machine qui diagnostique" doit être construite.
- **Cadre éthique et légal** : qui est responsable en cas d'erreur ?

Ce Que Vous Devez Retenir

- La rétine est un biomarqueur universel de santé visuelle et générale.
- L'IA permet d'analyser des millions d'images avec une rapidité et une précision inédites.
- Cette technologie est déjà utilisée dans des programmes nationaux, sauvant des centaines de milliers de patients de la cécité.
- Les défis restent l'uniformisation des données, l'éthique et l'acceptation par la société.

Étapes d'Action pour les Lecteurs

- Si vous êtes diabétique ou à risque de DMLA, demandez si votre centre participe à un **programme de dépistage automatisé**.
- Conservez vos images rétiniennes : elles enrichissent la base de données utile au suivi.
- Soutenez les campagnes de santé publique sur le dépistage visuel : leur succès repose sur la participation massive.
- Restez informé des innovations : demain, une simple photo prise avec un **smartphone** pourrait suffire pour dépister une maladie grave.

Réduire les Erreurs Médicales Grâce à l'Intelligence Artificielle

L'erreur médicale est l'un des plus grands défis de la médecine moderne. Dans le domaine de l'ophtalmologie, comme ailleurs, ces erreurs ne sont pas toujours dues à une incompétence, mais souvent à la **fatigue, au manque de temps, ou à la complexité croissante des données à interpréter**. Chaque jour, des milliers d'images rétiniennes, d'examens OCT ou de champs visuels sont générés. L'intelligence artificielle (IA), en agissant comme un **double regard systématique et infaillible**, permet de réduire considérablement le risque d'erreurs diagnostiques et thérapeutiques.

Les Principales Sources d'Erreur en Ophtalmologie

- **La fatigue visuelle et cognitive des médecins** : un praticien peut analyser des centaines d'images par jour, augmentant la probabilité d'erreurs.
- **Les anomalies subtiles** : certaines lésions débutantes (microhémorragies, drusen précoces) passent inaperçues.

- **La variabilité humaine** : deux médecins peuvent interpréter différemment une même image.
- **Le suivi longitudinal** : repérer un changement minime entre deux examens espacés de plusieurs années est difficile pour l'œil humain.

Comment l'IA Réduit les Erreurs

1. **Double lecture automatisée** : l'IA analyse chaque image en parallèle avec le médecin, signalant toute anomalie suspecte.
2. **Détection précoce** : repérage de micro-anomalies souvent invisibles à un examen rapide.
3. **Comparaison automatique** : analyse de l'évolution d'un OCT ou d'un fond d'œil sur plusieurs années.
4. **Standardisation du diagnostic** : élimine les différences d'interprétation entre médecins.
5. **Alertes prédictives** : l'IA peut avertir d'un risque de progression rapide avant même que les symptômes apparaissent.

Applications Concrètes

- **Glaucome** : suivi précis de l'amincissement des fibres optiques, là où l'erreur humaine est fréquente.
- **DMLA** : détection automatique de nouveaux néovaisseaux ou d'un œdème maculaire.
- **Rétinopathie diabétique** : triage immédiat des images avec lésions suspectes.
- **Chirurgie oculaire** : planification et guidage robotisé, limitant le risque d'erreurs techniques.

Exemple Réel : IA et Double Lecture aux États-Unis

Ce qui s'est passé : Dans un réseau de cliniques américaines, une IA a été intégrée comme second lecteur d'OCT et de fonds d'œil.
Résultats : Les erreurs de diagnostic de rétinopathie diabétique ont chuté de **30 %**, et le taux de détection précoce a augmenté.

Ce que nous apprenons : L'IA agit comme une assurance qualité, réduisant la variabilité et améliorant la sécurité des patients.

Limites et Précautions

- L'IA n'est pas infaillible : elle peut générer des **faux positifs** (signaler une anomalie inexistante).
- Elle doit toujours être supervisée par un médecin : la décision finale reste humaine.
- L'intégration dans le flux de travail doit être fluide pour ne pas ralentir la consultation.

Ce Que Vous Devez Retenir

- Les erreurs médicales sont inévitables quand le volume de données dépasse la capacité humaine.
- L'IA agit comme un **second regard permanent**, réduisant le risque d'oubli ou de mauvaise interprétation.
- Les domaines les plus concernés : glaucome, DMLA, rétinopathie diabétique, chirurgie assistée.
- Les résultats montrent déjà une baisse significative des erreurs diagnostiques.

Étapes d'Action pour les Lecteurs

- Demandez à votre ophtalmologiste si vos examens bénéficient d'une **double lecture assistée par IA**.
- Conservez vos résultats d'imagerie : ils sont précieux pour la comparaison automatisée dans le temps.
- Si vous êtes suivi pour une maladie chronique de la rétine, privilégiez un centre équipé d'IA.
- Rappelez-vous : l'IA n'exclut pas le médecin, elle **renforce sa vigilance et sa précision**.

Le Futur : Implants, Thérapie Génique et Prothèses Intelligentes

L'ophtalmologie est l'une des disciplines médicales les plus tournées vers l'avenir. Si les lunettes, les lasers et les injections ont déjà transformé la correction et le traitement des troubles visuels, les prochaines décennies promettent des avancées encore plus spectaculaires. **Implants oculaires de nouvelle génération, thérapies géniques révolutionnaires et prothèses intelligentes** ouvrent la voie à une médecine capable non seulement de corriger mais de **restaurer la vue perdue**.

Les Implants de Nouvelle Génération

Après la cataracte, où le cristallin artificiel est devenu la norme, les implants évoluent vers des dispositifs de plus en plus sophistiqués.

- **Implants multifocaux avancés** : correction simultanée de la presbytie, de l'astigmatisme et de la myopie.
- **Implants accommodatifs** : capables de changer de forme comme un cristallin naturel, offrant une mise au point dynamique.
- **Implants connectés** : prototypes intégrant des capteurs pour mesurer la pression intraoculaire ou transmettre des données médicales.

**Implant intraoculaire moderne avec
capteurs intégrés pour suivi médical**

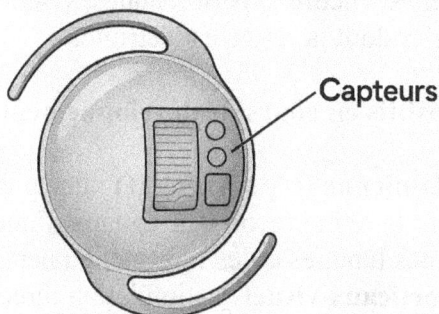

Capteurs

La Thérapie Génique : Corriger l'Œil à la Source

La génétique a ouvert une nouvelle ère dans le traitement des maladies héréditaires de la rétine. La **thérapie génique** consiste à introduire un gène fonctionnel dans les cellules oculaires pour remplacer ou compenser un gène défectueux.

Applications actuelles et en développement :

- **Amaurose congénitale de Leber** : une thérapie approuvée (Luxturna®) a déjà permis à des enfants atteints de cécité héréditaire de retrouver une partie de leur vision.
- **Rétinite pigmentaire** : essais cliniques en cours pour ralentir ou inverser la dégénérescence.
- **Maladies maculaires** : recherche active pour cibler les formes précoces de DMLA.

La particularité de l'œil — petit, compartimenté, accessible — en fait un **terrain idéal pour la thérapie génique**, avec moins de risques d'effets indésirables systémiques.

Les Prothèses Intelligentes : Vers l'Œil Bionique

Les prothèses visuelles, encore expérimentales, visent à **restaurer la vue chez les aveugles** dont la rétine est détruite.

Exemples de dispositifs en cours de développement :

- **Prothèse rétinienne (type Argus II)** : une puce électronique implantée sur la rétine reçoit des signaux d'une caméra montée sur des lunettes et les transmet au nerf optique.
- **Implants corticaux visuels** : stimulation directe du cortex visuel chez les patients dont le nerf optique est endommagé.
- **Nano-prothèses intelligentes** : micro-électrodes insérées dans la rétine, capables de transmettre des milliers de signaux lumineux.

Ces technologies ne redonnent pas encore une vision naturelle, mais permettent déjà de percevoir des formes, des mouvements et parfois de reconnaître des lettres ou des visages.

Le Rôle de l'IA dans Ces Innovations

- **Analyse génétique personnalisée** : l'IA aide à identifier les patients éligibles à une thérapie génique.
- **Optimisation chirurgicale** : planification ultra-précise pour l'implantation de puces rétiniennes.
- **Apprentissage neuronal** : certains implants utilisent l'IA pour "traduire" les signaux visuels en impulsions nerveuses plus proches de la perception naturelle.
- **Suivi à distance** : implants connectés transmettant en temps réel les données au médecin.

Exemple Réel : Première Thérapie Génique Approuvée

Ce qui s'est passé : Aux États-Unis et en Europe, le traitement Luxturna® a permis à des enfants atteints d'amaurose congénitale de Leber de retrouver la capacité de marcher seuls dans une pièce faiblement éclairée.

Résultats : Une amélioration significative de la vision fonctionnelle et de l'autonomie.

Ce que nous apprenons : La thérapie génique, autrefois science-fiction, est désormais une réalité clinique.

Ce Que Vous Devez Retenir

- Les implants modernes ne se contentent plus de corriger : ils surveillent et interagissent avec la santé oculaire.
- La thérapie génique a déjà redonné la vue à certains patients atteints de cécité héréditaire.
- Les prothèses intelligentes sont en route vers l'**œil bionique**, capable de restaurer une perception visuelle utile.
- L'IA joue un rôle clé dans la personnalisation, la précision et l'efficacité de ces innovations.

Étapes d'Action pour les Lecteurs

- Renseignez-vous sur les **essais cliniques** si vous ou vos proches souffrez d'une maladie oculaire héréditaire.
- Discutez avec votre ophtalmologiste des implants intraoculaires avancés lors d'une chirurgie de la cataracte.
- Suivez les avancées des prothèses rétiniennes : elles progressent chaque année.
- Gardez à l'esprit que la **médecine personnalisée et génétique** sera la clé du futur de l'ophtalmologie.

CHAPITRE 9

Le chemin pour devenir ophtalmologiste

Les Matières Essentielles au Collège et au Lycée

Apprendre l'ophtalmologie et comprendre les technologies modernes comme l'intelligence artificielle ne commence pas à l'université. Les bases se posent dès le collège et le lycée, à travers des matières fondamentales qui forment le socle scientifique, logique et humain indispensable à tout futur professionnel de santé ou chercheur.

Les Sciences : La Colonne Vertébrale des Connaissances

1. **Biologie**
   o Étudier la cellule, les tissus, l'ADN : indispensable pour comprendre la rétine, la cornée et la thérapie génique.
   o Le système nerveux et sensoriel est souvent abordé en biologie au lycée, introduisant la vision et le rôle du cerveau.
2. **Physique**
   o Les lois de l'optique (réflexion, réfraction, lentilles) préparent à comprendre le fonctionnement de l'œil comme un système optique.
   o Ces notions sont directement liées aux lunettes, lentilles de contact, et à la chirurgie réfractive (LASIK).
3. **Chimie**
   o Connaître les bases des molécules et des réactions permet de mieux comprendre les médicaments ophtalmiques, les collyres, et même la biochimie de la rétine.
   o La chimie est aussi utile pour aborder les matériaux des implants et lentilles.

Les Mathématiques : Le Langage de la Médecine Moderne

- **Algèbre et équations** : utilisées pour les calculs biométriques en chirurgie de la cataracte.
- **Géométrie et trigonométrie** : indispensables pour comprendre la topographie cornéenne et l'optique.
- **Statistiques et probabilités** : permettent d'analyser les résultats cliniques, les risques et les études scientifiques.
- Les mathématiques sont aussi la base de l'intelligence artificielle et du traitement d'images médicales.

L'Informatique et les Technologies Numériques

- Compréhension des bases de la programmation et de l'algorithmique : utile pour l'IA appliquée à l'analyse rétinienne.
- Utilisation des logiciels scientifiques et des bases de données médicales.
- Initiation à la cybersécurité et à la gestion des données personnelles, cruciales en santé numérique.

Les Sciences Humaines et Sociales

- **Philosophie et éthique** : réfléchir sur les enjeux liés à la génétique, aux prothèses intelligentes et à l'usage de l'IA en médecine.
- **Langues étrangères** : l'anglais est incontournable pour accéder aux publications scientifiques internationales.
- **Économie et société** : comprendre les inégalités d'accès aux soins, les coûts des technologies médicales et les enjeux de santé publique.

Exemple Réel : L'Optique au Lycée en France

Ce qui s'est passé : Dans le programme de physique-chimie de première, les élèves étudient les lentilles convergentes et divergentes.

Résultats : Cet enseignement permet aux étudiants d'expérimenter concrètement ce que fait une paire de lunettes correctrices.

Ce que nous apprenons : Même des notions enseignées à l'adolescence posent les bases d'une compréhension avancée en ophtalmologie.

Ce Que Vous Devez Retenir

- La biologie, la physique et la chimie forment les bases scientifiques de l'ophtalmologie.
- Les mathématiques et l'informatique ouvrent la voie à l'IA et à la modélisation médicale.
- Les sciences humaines apportent une réflexion éthique et sociale indispensable.
- Le collège et le lycée sont déjà le terrain où s'enracinent les savoirs qui nourriront les médecins et chercheurs de demain.

Étapes d'Action pour les Lecteurs

- Approfondissez les matières scientifiques, même si elles semblent abstraites : elles auront un usage concret plus tard.
- Travaillez votre anglais scientifique, utile pour lire des articles et suivre des cours internationaux.
- Participez à des clubs ou ateliers de sciences (robotique, biologie, physique appliquée).
- Posez toujours la question : **"À quoi cela sert dans la vie réelle ?"** — c'est ainsi que la biologie et la physique deviennent passionnantes.

L'Université et la Pré-Médecine Expliquées Simplement

Entrer dans le monde médical ne se fait pas en un jour. Après le collège et le lycée, où l'on acquiert les bases scientifiques et humaines, vient l'étape de l'**université**. Pour devenir ophtalmologiste — ou même travailler dans les sciences de la vision — il faut d'abord passer par un tronc commun médical exigeant. Beaucoup d'étudiants sont impressionnés par ce parcours, mais en réalité, il se construit étape par étape, avec des objectifs clairs.

La Pré-Médecine : Les Bases Universitaires

Dans la plupart des pays, les étudiants passent par une phase dite de **pré-médecine** ou de **premier cycle médical**. Il s'agit d'apprendre les fondamentaux de la médecine avant de choisir une spécialité.

Matières principales :

- **Anatomie** : comprendre la structure du corps humain, y compris celle de l'œil et du cerveau.
- **Physiologie** : étudier le fonctionnement des organes, comme la transmission de la lumière dans l'œil.
- **Biochimie** : analyser les molécules qui assurent la vision (vitamine A, protéines rétiniennes, etc.).
- **Physique médicale** : approfondir les notions d'optique appliquées aux systèmes de vision.
- **Introduction à la pharmacologie** : comprendre comment agissent les médicaments, y compris les collyres et les traitements de la rétine.

La Sélection et le Travail Personnel

La pré-médecine est souvent compétitive :

- Beaucoup de candidats, peu de places.
- Une charge de travail élevée, nécessitant organisation et endurance.
- L'accent mis non seulement sur la mémoire, mais aussi sur la **capacité à comprendre et appliquer** les connaissances.

Astuce : ceux qui réussissent ne sont pas toujours les plus "génies", mais les plus constants et méthodiques.

Le Passage à la Médecine Proprement Dite

Une fois la pré-médecine réussie, l'étudiant entre dans le **cursus médical complet**. Les premières années sont généralistes, puis viennent des enseignements plus cliniques :

- **Sémiologie** : apprendre à reconnaître les signes des maladies.
- **Stages hospitaliers** : premier contact avec les patients et la pratique réelle.
- **Spécialisation progressive** : choix de l'ophtalmologie ou d'autres disciplines.

Exemple Réel : La Pré-Médecine en France et aux États-Unis

- En **France**, les étudiants passent par le **PASS** ou la **L.AS** (licence avec option santé). Après sélection, ils entrent dans le deuxième cycle des études médicales.
- Aux **États-Unis**, les étudiants suivent un **Bachelor en pré-médecine (Pre-Med)** avec des cours de biologie, chimie et physique, avant de passer le fameux **MCAT** (Medical College Admission Test) pour accéder à l'école de médecine.
- Dans les deux cas, la logique est la même : **construire une base solide avant la spécialisation**.

Ce Que Vous Devez Retenir

- La pré-médecine est une étape clé où l'on apprend les bases indispensables de la médecine.
- Les matières étudiées (biologie, physique, chimie, anatomie) servent directement à l'ophtalmologie.
- Le parcours est exigeant mais progressif : tout le monde commence par les fondamentaux.
- Chaque pays a son système, mais le principe reste universel : une large base générale avant la spécialisation.

Étapes d'Action pour les Lecteurs

- Dès le lycée, renforcez vos compétences en sciences (biologie, physique, chimie).
- Informez-vous sur le système universitaire de votre pays : concours, examens, durée des études.
- Développez des habitudes de travail régulières : la régularité compte plus que les "coups de force".
- Si vous êtes motivé par l'ophtalmologie, commencez à lire des ouvrages ou suivre des conférences vulgarisées pour garder la passion vivante pendant les années difficiles.

Les Études de Médecine, l'Internat et la Spécialisation

Devenir ophtalmologiste ne se résume pas à aimer la biologie ou à porter une blouse blanche. C'est un **parcours long, exigeant mais passionnant**, qui combine sciences fondamentales, pratique clinique et spécialisation progressive. Chaque étape apporte des compétences uniques, et l'ensemble forme un médecin complet, capable de soigner l'œil dans toutes ses dimensions.

Le Premier Cycle : Les Fondations Médicales

Durée : **2 à 3 ans selon les pays**
Objectif : donner à l'étudiant une vision globale du corps humain.

Matières principales :

- Anatomie générale et anatomie de l'œil
- Physiologie (comment fonctionnent les organes, y compris la vision)
- Histologie et embryologie (développement et structure des tissus)
- Biochimie et pharmacologie
- Sciences humaines et santé publique

À ce stade, l'étudiant apprend surtout **en salle de cours et de travaux pratiques**, avec ses premiers contacts en milieu hospitalier.

Le Deuxième Cycle : Vers la Clinique

Durée : **3 ans**
Objectif : passer de la théorie à la pratique.

Nouveautés :

- **Sémiologie** : reconnaître les symptômes et signes cliniques.
- **Pathologie** : comprendre les maladies (y compris les atteintes visuelles).
- **Stages hospitaliers** : contact direct avec les patients, participation aux soins.

C'est une phase charnière : l'étudiant prend conscience que la médecine est autant une science qu'un art relationnel.

L'Internat : La Grande Sélection

L'**internat** est une étape décisive. Il s'agit d'un concours ou d'un examen national (selon le pays) qui classe les étudiants en fin de deuxième cycle. Plus le rang est élevé, plus le choix de spécialité et de ville est large.

Pourquoi c'est crucial :

- Pour obtenir l'ophtalmologie, discipline très demandée, il faut souvent être bien classé.
- L'internat marque le début d'une **formation pratique approfondie**, avec des responsabilités réelles.

La Spécialisation en Ophtalmologie

Durée : **4 à 5 ans**
Objectif : devenir expert de l'œil et de la vision.

Contenu de la spécialisation :

- Étude approfondie de l'anatomie oculaire, de la rétine, de la cornée et du nerf optique.
- Maîtrise des examens spécialisés : OCT, fond d'œil, angiographie, champ visuel.
- Formation chirurgicale : cataracte, glaucome, rétine, greffes de cornée, LASIK.
- Découverte de la recherche : participation à des projets cliniques ou scientifiques.

Organisation :

- Alternance de stages pratiques en service hospitalier et de cours théoriques.
- Suivi par des encadrants spécialistes.
- Progression vers une autonomie croissante en consultation et en bloc opératoire.

Exemple Réel : Un Parcours en France

Étapes principales :

1. **PASS ou L.AS** (licence avec option santé) → accès aux études médicales.
2. **Deuxième cycle** → stages hospitaliers et préparation aux Épreuves Nationales Classantes (ENC).
3. **Internat** → choix de l'ophtalmologie selon le classement.
4. **Spécialisation en ophtalmologie** → environ 5 ans de formation approfondie.
5. **Thèse de doctorat en médecine** → indispensable pour obtenir le titre de médecin.

Ce Que Vous Devez Retenir

- Le parcours médical est long (environ 10 à 12 ans), mais structuré étape par étape.
- L'internat est la clé pour accéder à une spécialité, dont l'ophtalmologie.
- La spécialisation en ophtalmologie combine science, technologie et gestes chirurgicaux précis.
- Ce métier attire car il offre à la fois un aspect médical, chirurgical et technologique.

Étapes d'Action pour les Lecteurs

- Si vous êtes au lycée ou en début d'université, informez-vous dès maintenant sur le **système de sélection** dans votre pays.
- Travaillez vos sciences de base (biologie, physique, chimie), qui seront déterminantes pour les premières années.
- Développez vos compétences relationnelles : écouter et rassurer un patient est aussi important que lire une image médicale.
- Gardez une vision à long terme : chaque étape franchie est une marche vers la spécialisation.

Études au Canada Versus en Europe (France)

Le parcours pour devenir médecin, puis ophtalmologiste, varie selon les pays. Si le but final est le même — former des spécialistes compétents capables de traiter les maladies de l'œil — les étapes diffèrent entre le **Canada** et la **France**. Comprendre ces différences aide les étudiants à mieux se projeter dans leur avenir académique et professionnel.

Le Parcours en France

En France, les études médicales suivent un schéma long et structuré, avec une forte sélection en début et en milieu de parcours.

1. L'accès aux études médicales

- Après le bac, les étudiants choisissent le **PASS (Parcours d'Accès Spécifique Santé)** ou une **L.AS (Licence avec option santé)**.
- Une sélection stricte permet d'entrer en deuxième année de médecine.

2. Le premier cycle (2 ans après sélection)

- Études théoriques en biologie, anatomie, chimie médicale, sciences humaines.
- Premiers contacts avec l'hôpital en stage.

3. Le deuxième cycle (3 ans)

- Formation plus clinique, avec sémiologie et pathologie.
- Stages hospitaliers obligatoires.
- Préparation aux **Épreuves Nationales Classantes (ENC)**, concours qui détermine la spécialité.

4. L'internat (4 à 5 ans)

- L'étudiant devient interne, salarié de l'hôpital.
- Il choisit sa spécialité (ophtalmologie) selon son classement.
- Alternance de stages pratiques, cours spécialisés et formation chirurgicale.

Durée totale : environ 10 à 12 ans pour devenir ophtalmologiste diplômé.

Le Parcours au Canada

Le Canada adopte un système différent, plus proche de celui des États-Unis.

1. Les études de premier cycle (undergraduate)

- Après le secondaire (équivalent du bac), il n'existe pas de voie directe vers la médecine.
- Les étudiants suivent un **baccalauréat universitaire (3 à 4 ans)**, souvent en sciences biomédicales, biologie ou chimie.
- Durant cette période, ils préparent l'**examen d'entrée MCAT** (Medical College Admission Test).

2. L'admission en faculté de médecine

- Très sélective : dossier scolaire, MCAT, entretiens.
- Certains programmes acceptent les étudiants après 2 ans de pré-universitaire exceptionnellement.

3. La faculté de médecine (4 ans)

- 2 années précliniques (cours théoriques, laboratoires).
- 2 années cliniques (stages hospitaliers et contact direct avec les patients).

4. La résidence en ophtalmologie (5 ans)

- Equivalent de l'internat français.
- Formation clinique et chirurgicale complète en ophtalmologie.
- Participation à la recherche obligatoire dans plusieurs universités canadiennes.

Durée totale : environ 12 à 14 ans après le secondaire.

CANADA

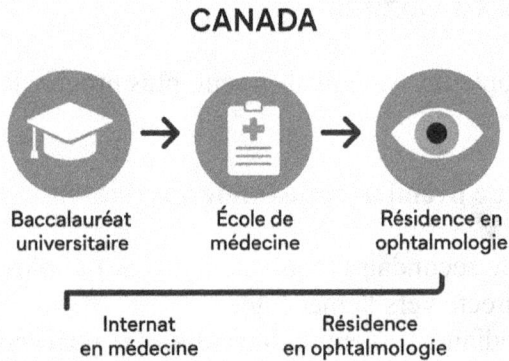

Baccalauréat universitaire → École de médecine → Résidence en ophtalmologie

Internat en médecine | Résidence en ophtalmologie

Comparaison des Deux Systèmes

Aspect	France	Canada
Entrée en médecine	Après le bac (via PASS/L.AS)	Après un 1er cycle universitaire (3–4 ans)
Sélection	Concours très strict en 1re année puis ENC	MCAT + dossier + entretiens
Durée totale	10–12 ans	12–14 ans
Spécialisation	Internat (4–5 ans)	Résidence (5 ans)
Recherche	Optionnelle selon les stages	Souvent obligatoire
Flexibilité	Parcours linéaire et très encadré	Plus de souplesse dans les choix universitaires avant médecine

154

Exemple Concret : Un Étudiant Myope Passionné de Vision

- **En France** : il peut entrer en PASS à 18 ans, réussir la sélection et, 10 ans plus tard, devenir ophtalmologiste à 28–30 ans.
- **Au Canada** : il fait d'abord un baccalauréat en sciences (3–4 ans), puis 4 ans de médecine, puis 5 ans de résidence. Il devient ophtalmologiste à 30–32 ans, mais avec une formation scientifique plus diversifiée au départ.

Ce Que Vous Devez Retenir

- Le parcours français est plus rapide mais très sélectif et rigide.
- Le parcours canadien est plus long, mais offre une formation initiale plus large et pluridisciplinaire.
- Dans les deux cas, la spécialisation en ophtalmologie demande motivation, rigueur et une passion durable pour la vision.

Étapes d'Action pour les Lecteurs

- Si vous êtes au lycée en France : renseignez-vous sur les PASS et L.AS, et préparez-vous à une première année difficile.
- Si vous êtes au Canada : choisissez un baccalauréat en sciences qui vous motive et préparez le MCAT.
- Dans les deux cas : développez une **culture médicale et scientifique dès le secondaire** pour garder un avantage.
- Pensez aussi à l'anglais scientifique : il est indispensable pour réussir dans les deux systèmes.

Une Journée Type dans la Vie d'un Chirurgien de l'Œil

Le métier d'ophtalmologiste chirurgien est une combinaison unique de médecine, de technologie et de précision manuelle. Chaque journée est différente, mais elle suit souvent un rythme structuré où s'enchaînent **consultations, examens spécialisés et interventions chirurgicales**. Voici à quoi ressemble une journée type.

Le Matin : Les Consultations et les Bilan Préopératoires

Dès 8h, la salle d'attente se remplit. Le chirurgien commence par voir ses patients en consultation.

- **Examens de suivi** : patients opérés récemment, contrôles de cicatrisation.
- **Bilan préopératoire** : mesure de la pression intraoculaire, OCT, topographie cornéenne, choix de l'implant pour une chirurgie de cataracte.
- **Consultations spécialisées** : glaucome, DMLA, rétinopathie diabétique.

Chaque consultation demande de l'écoute et de la pédagogie. Le rôle du chirurgien ne se limite pas à diagnostiquer : il doit expliquer simplement des traitements parfois complexes, rassurer, et prendre une décision adaptée.

Fin de Matinée : Les Interventions Chirurgicales

Vers 10h ou 11h, le chirurgien se rend au bloc opératoire.

- **Chirurgie de la cataracte** : la plus fréquente, rapide (15–20 minutes), mais exige une concentration extrême.
- **Chirurgie réfractive (LASIK)** : correction de la myopie, hypermétropie ou astigmatisme avec laser.

- **Chirurgies plus complexes** : glaucome, décollement de rétine, greffes de cornée.

Chaque geste est guidé par un microscope opératoire, parfois assisté par IA ou robotique. La précision est au micron près.

Pause Déjeuner... Rapide

Le chirurgien a peu de temps : souvent une réunion médicale ou une discussion d'équipe vient s'ajouter. C'est aussi un moment pour revoir les dossiers des patients de l'après-midi.

L'Après-Midi : Examens Spécialisés et Suivi

L'après-midi est souvent consacré aux explorations plus poussées :

- **OCT** pour analyser la rétine et le nerf optique.
- **Angiographie rétinienne** pour observer la circulation sanguine.
- **Tests de champ visuel** pour dépister ou suivre un glaucome.

Ensuite viennent les **consultations postopératoires** : vérifier que les patients voient mieux après une chirurgie et qu'aucune complication ne survient.

La Fin de Journée : Recherche et Formation

Un chirurgien de l'œil consacre souvent du temps à :

- **Former les internes et étudiants** : explications pratiques, encadrement au bloc opératoire.
- **Recherche clinique** : participer à des essais sur de nouveaux implants ou traitements.
- **Analyse des données** : l'IA permet désormais de comparer automatiquement les résultats de centaines de patients pour améliorer les pratiques.

Exemple Réel : Une Journée de Chirurgie à Lyon

Ce qui s'est passé : Dans un centre hospitalier universitaire, une journée type a permis d'opérer 12 cataractes le matin, puis d'assurer 25 consultations l'après-midi.
Résultats : 90 % des patients opérés retrouvent une vision fonctionnelle dès le lendemain.
Ce que nous apprenons : Le métier est intense, mais gratifiant : chaque patient opéré de la cataracte repart avec la promesse d'une vie plus claire.

Ce Que Vous Devez Retenir

- Une journée de chirurgien ophtalmologiste alterne entre **consultations, examens et opérations**.
- La chirurgie oculaire demande une précision extrême et une concentration totale.
- La pédagogie et la relation patient sont aussi importantes que la technique.
- L'IA et la robotique s'intègrent déjà au quotidien du bloc opératoire et du suivi.

Étapes d'Action pour les Lecteurs

- Si vous envisagez cette carrière, préparez-vous à une **discipline de fer** et à un rythme soutenu.
- Développez votre capacité à alterner **travail manuel de haute précision et relation humaine**.
- Informez-vous sur les innovations technologiques (IA, robotique, imagerie avancée) : elles feront partie de votre quotidien.
- N'oubliez pas que chaque geste chirurgical change concrètement la vie d'un patient : c'est ce qui rend cette profession unique.

CHAPITRE 10

Les visionnaires de demain

Les Grandes Découvertes en Ophtalmologie

L'histoire de l'ophtalmologie est jalonnée d'innovations qui ont radicalement transformé notre manière de comprendre, de diagnostiquer et de traiter les maladies de l'œil. Chaque avancée a ouvert une nouvelle étape : passer d'une médecine empirique à une discipline de haute précision, où la science et la technologie se rencontrent pour préserver la vision.

L'Invention des Lunettes (XIIIe siècle)

La découverte que des lentilles de verre pouvaient améliorer la vue a été une révolution. Les premières lunettes, apparues en Italie vers 1280, permettaient de corriger la presbytie et de prolonger la capacité de lecture et de travail intellectuel. Une innovation qui a changé la vie quotidienne de millions de personnes.

Le Développement de l'Ophtalmoscope (1851)

L'invention de l'**ophtalmoscope** par Hermann von Helmholtz a marqué un tournant. Pour la première fois, les médecins pouvaient observer directement le fond de l'œil et la rétine vivante. Cet outil a ouvert la voie au diagnostic de maladies comme le glaucome, la rétinopathie diabétique ou la DMLA.

La Chirurgie de la Cataracte Modernisée

Bien que la cataracte soit opérée depuis l'Antiquité, la grande avancée fut l'introduction de la **phacoémulsification** dans les années 1960. Cette technique utilisant les ultrasons a rendu l'opération plus sûre, rapide et efficace. Aujourd'hui, elle est l'intervention chirurgicale la plus pratiquée au monde.

L'Avènement des Lasers en Médecine Oculaire

Dans les années 1980, l'arrivée du laser excimer a transformé la correction visuelle. Techniques comme le **LASIK** ont permis à des millions de patients myopes, hypermétropes ou astigmates de se passer de lunettes. Les lasers servent aussi à traiter la rétinopathie diabétique ou à souder des déchirures rétiniennes.

L'Imagerie de la Rétine (OCT)

L'**OCT (Tomographie par Cohérence Optique)**, développée dans les années 1990, a apporté un "scanner de la rétine" non invasif. Cette technologie a rendu possible l'analyse micrométrique des couches rétiniennes, essentielle pour suivre la DMLA, le glaucome et les maladies maculaires.

Les Injections Anti-VEGF

L'introduction des anti-VEGF dans les années 2000 a révolutionné le traitement de la DMLA humide et de l'œdème maculaire diabétique. Alors que ces maladies entraînaient presque toujours une cécité centrale, elles peuvent désormais être stabilisées, voire améliorées, grâce à des injections intraoculaires régulières.

La Thérapie Génique et les Prothèses Visuelles

Le XXIe siècle a vu émerger les premiers succès de la **thérapie génique**, permettant à des patients atteints de cécité héréditaire de retrouver partiellement la vue. En parallèle, les prothèses visuelles et implants rétiniens expérimentaux annoncent un futur où certaines formes de cécité pourraient être en partie réversibles.

Exemple Réel : Luxturna®, Une Première Mondiale

Ce qui s'est passé : En 2017, l'Agence américaine FDA a approuvé le premier traitement de thérapie génique pour une maladie héréditaire de la rétine.

Résultats : Des enfants atteints d'amaurose congénitale de Leber ont pu percevoir la lumière et se déplacer seuls dans des environnements sombres.

Ce que nous apprenons : La recherche en ophtalmologie avance vite, transformant des pathologies jadis incurables en conditions traitables.

Ce Que Vous Devez Retenir

- Les lunettes ont été la première grande révolution, démocratisant la correction visuelle.
- L'ophtalmoscope et l'OCT ont permis d'**observer l'invisible**.
- Les lasers et la phacoémulsification ont rendu la chirurgie oculaire plus sûre et plus efficace.
- Les anti-VEGF et la thérapie génique ont transformé le pronostic de maladies graves.
- L'ophtalmologie est une spécialité où les découvertes changent directement la vie quotidienne des patients.

Étapes d'Action pour les Lecteurs

- Cultivez votre curiosité : derrière chaque outil moderne, il y a une histoire d'innovation.
- Intéressez-vous à la chronologie des découvertes pour comprendre comment la médecine évolue.
- Gardez un œil (sans jeu de mots !) sur les recherches actuelles en thérapie génique et implants : elles représentent les "lunettes du futur".
- Si vous êtes étudiant, reliez vos cours à ces grandes découvertes : elles donnent du sens aux notions théoriques.

Histoires Inspirantes de Patients Retrouvant la Vue

Derrière chaque avancée médicale en ophtalmologie se cachent des histoires humaines bouleversantes. Rien n'illustre mieux l'impact des lunettes, des lasers, des implants ou de la thérapie génique que le récit de patients qui, après avoir cru leur vision perdue, ont retrouvé la lumière. Voici quelques exemples réels et représentatifs.

L'Ancienne Couturière et la Chirurgie de la Cataracte

Ce qui s'est passé : Marie, 72 ans, passionnée de couture, avait progressivement perdu sa capacité à enfiler une aiguille ou distinguer les couleurs vives. Sa cataracte rendait le monde terne et voilé.

L'intervention : Elle a subi une chirurgie de la cataracte avec implantation d'un cristallin artificiel.

Résultats : Dès le lendemain, elle voyait à nouveau clairement. Les couleurs éclatantes de ses tissus lui ont semblé "plus vives que dans son souvenir".

Ce que nous apprenons : Une intervention de 20 minutes peut rendre des années d'autonomie et de plaisir de vivre.

Le Jeune Étudiant et le LASIK

Ce qui s'est passé : Karim, 22 ans, étudiant en informatique, portait des lunettes épaisses depuis l'enfance. Sa myopie sévère était un handicap pour le sport et même pour ses projets professionnels.

L'intervention : Il a bénéficié d'une chirurgie réfractive LASIK.

Résultats : Le lendemain, il a pu lire sans lunettes et jouer au football sans contrainte.

Ce que nous apprenons : La chirurgie réfractive n'est pas une coquetterie, mais un véritable levier de confiance et de liberté au quotidien.

La Petite Fille et la Thérapie Génique

Ce qui s'est passé : Aux États-Unis, Emma, 9 ans, atteinte d'une maladie génétique rare (amaurose congénitale de Leber), ne distinguait que des ombres. Ses parents pensaient qu'elle ne verrait jamais un ciel étoilé.

L'intervention : Grâce à la thérapie génique Luxturna®, des gènes fonctionnels ont été injectés dans sa rétine.

Résultats : Quelques semaines plus tard, elle pouvait marcher seule dans un couloir sombre et reconnaître les visages de sa famille.

Ce que nous apprenons : La science moderne peut transformer une vie entière en offrant une autonomie que l'on croyait impossible.

Le Travailleur Diabétique et les Injections Anti-VEGF

Ce qui s'est passé : Jean, 55 ans, diabétique depuis 20 ans, commençait à perdre sa vision centrale à cause d'une rétinopathie diabétique. Lire et conduire lui devenaient impossibles.

L'intervention : Son ophtalmologiste a initié un protocole d'injections intraoculaires d'anti-VEGF.

Résultats : Après plusieurs séances, son œdème maculaire a diminué, sa vision s'est stabilisée et il a pu reprendre son travail sans aide.

Ce que nous apprenons : Les traitements modernes ne redonnent pas toujours une vision parfaite, mais ils préservent l'autonomie et la dignité.

Ce Que Vous Devez Retenir

- Chaque technologie oculaire a un impact humain immense : lunettes, lasers, implants, thérapie génique, injections.
- Retrouver la vue signifie souvent retrouver son **autonomie**, sa **confiance** et parfois même sa **carrière ou ses passions**.
- Ces histoires montrent que derrière chaque innovation scientifique, il y a des vies changées.

Étapes d'Action pour les Lecteurs

- Si vous ou vos proches souffrez d'une baisse de vision, ne tardez pas à consulter : beaucoup de solutions existent.
- Renseignez-vous sur les nouvelles thérapies, même expérimentales, car elles avancent rapidement.
- Ne sous-estimez pas l'impact psychologique de la vision : retrouver la vue, c'est aussi retrouver une vie sociale et familiale épanouie.
- Inspirez-vous de ces témoignages : l'ophtalmologie moderne est un domaine où l'espoir est presque toujours possible.

Le Combat Mondial Contre la Cécité Évitable

Aujourd'hui, plus de **250 millions de personnes** dans le monde souffrent de déficience visuelle modérée à sévère, et environ **40 millions sont aveugles**. Pourtant, selon l'Organisation Mondiale de la Santé (OMS), plus de **80 % de ces cas pourraient être évités ou traités** grâce à des mesures de prévention, de dépistage et de soins accessibles. Le combat contre la cécité évitable est donc l'un des plus grands enjeux de santé publique mondiale.

Les Causes Principales de Cécité Évitable

- **Cataracte** : première cause mondiale de cécité, corrigée par une chirurgie simple et sûre.
- **Glaucome** : "voleur silencieux de la vue", dépistable par mesure de la pression intraoculaire et OCT.
- **Rétinopathie diabétique** : liée à l'épidémie mondiale de diabète, évitable par suivi régulier.
- **DMLA (dégénérescence maculaire liée à l'âge)** : stabilisable grâce aux injections anti-VEGF.

- **Erreurs de réfraction non corrigées** : myopie, hypermétropie et astigmatisme pourraient être compensés par de simples lunettes.

Régions les plus touchées par la cécité évitable

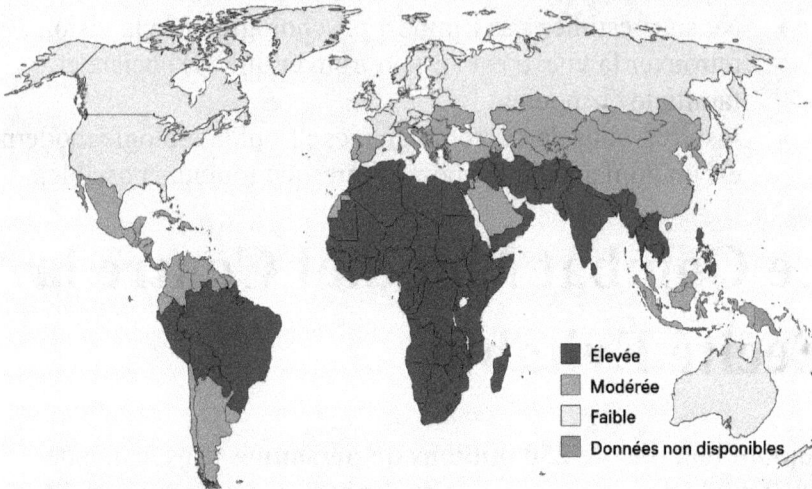

- Élevée
- Modérée
- Faible
- Données non disponibles

Les Obstacles à Surmonter

- **Inégalités d'accès aux soins** : dans de nombreux pays, il n'existe qu'un ophtalmologiste pour des centaines de milliers d'habitants.
- **Coût des traitements** : lunettes, implants ou injections restent hors de portée de nombreux patients.
- **Manque de sensibilisation** : beaucoup de patients consultent trop tard car ils considèrent la baisse de vision comme "normale" avec l'âge.
- **Vieillissement de la population** : plus nous vivons longtemps, plus les maladies de l'œil deviennent fréquentes.

Les Initiatives Globales

- **Vision 2020** : un programme lancé par l'OMS et l'Agence Internationale pour la Prévention de la Cécité, visant à réduire massivement la cécité évitable.
- **Campagnes de chirurgie de la cataracte** : en Inde et en Afrique, des cliniques mobiles réalisent des milliers d'opérations gratuites chaque année.
- **Dépistage scolaire de la myopie** : en Chine, des millions d'enfants sont examinés pour prévenir une épidémie de myopie liée aux écrans et au manque de lumière naturelle.
- **IA et télémédecine** : outils modernes permettant de dépister massivement dans les zones rurales.

Exemple Réel : La Fondation Aravind en Inde

Ce qui s'est passé : La fondation Aravind a créé un réseau d'hôpitaux ophtalmologiques accessibles aux plus pauvres.
Résultats : Plus de **4 millions de chirurgies de la cataracte** réalisées, dont une grande partie gratuitement.
Ce que nous apprenons : Avec une organisation efficace et des modèles solidaires, il est possible de lutter efficacement contre la cécité évitable, même dans des contextes à faibles ressources.

Le Rôle de l'Intelligence Artificielle

- **Dépistage automatisé** des rétinopathies et glaucomes via analyse de photos du fond d'œil.
- **Suivi à distance** : l'IA permet d'évaluer les images transmises par téléconsultation.
- **Priorisation des cas urgents** : elle identifie rapidement les patients nécessitant un traitement immédiat.

Ce Que Vous Devez Retenir

- La majorité des cas de cécité mondiale pourraient être évités.
- Les solutions existent : lunettes, chirurgie de la cataracte, dépistage du glaucome, injections anti-VEGF.
- Les obstacles sont surtout liés à l'accès, au coût et à la sensibilisation.
- Les initiatives locales et mondiales montrent qu'un changement est possible.
- L'IA et la télémédecine amplifient la capacité d'action, surtout dans les zones sous-dotées.

Étapes d'Action pour les Lecteurs

- Soutenez ou faites connaître les associations de lutte contre la cécité évitable (Fondation Aravind, ORBIS, Vision 2020).
- Si vous êtes diabétique ou âgé de plus de 40 ans, programmez des dépistages réguliers : **vous êtes le premier acteur de votre prévention**.
- Sensibilisez votre entourage : un simple examen peut sauver une vision.
- Suivez les avancées des technologies IA et mobiles : demain, un dépistage visuel pourra se faire partout, même dans les zones les plus reculées.

Ton Avenir en Médecine : Curiosité et Persévérance

Entrer dans le monde médical, et plus particulièrement dans l'ophtalmologie, n'est pas seulement une question de notes ou d'examens réussis. C'est un **chemin de longue haleine**, fait de passion, de discipline et surtout de **curiosité et de persévérance**. Ce sont ces deux qualités qui distinguent les étudiants qui tiennent jusqu'au bout et deviennent des médecins accomplis.

La Curiosité : Le Moteur de l'Apprentissage

La médecine est un domaine en perpétuelle évolution. Chaque jour, de nouvelles découvertes bouleversent notre compréhension du corps humain et de la vision.

- La curiosité t'incite à poser des questions : *Pourquoi la lumière se plie dans l'œil ? Pourquoi certaines personnes voient flou ?*
- Elle te pousse à aller plus loin que les manuels, à chercher des réponses dans des articles, des conférences ou des stages.
- Elle t'aide à rester émerveillé face à la complexité de l'œil et à l'élégance des solutions médicales modernes.

La Persévérance : L'Énergie Qui Te Porte

Le parcours médical est long et parfois éprouvant. Les heures de cours, les concours sélectifs, les nuits de garde peuvent sembler décourageants. Mais la persévérance est ce qui te permettra d'avancer malgré les obstacles.

- Elle t'aide à **garder le cap** même lorsque la fatigue ou l'échec se présentent.
- Elle transforme chaque difficulté en apprentissage.
- Elle rappelle que chaque étape franchie, même petite, rapproche de ton objectif : devenir médecin.

Exemple Inspirant : L'Interne Qui a Échoué Avant de Réussir

Ce qui s'est passé : Sarah, une étudiante en médecine française, a échoué à sa première tentative du concours de première année. **Résultats** : Plutôt que d'abandonner, elle a redoublé, modifié sa méthode de travail et a finalement réussi. Aujourd'hui, elle est interne en ophtalmologie. **Ce que nous apprenons** : La réussite n'est pas toujours linéaire. Ce sont la détermination et l'adaptation qui font la différence.

La Rencontre de Ces Deux Qualités

La curiosité t'ouvre les portes du savoir, la persévérance t'aide à franchir chacune d'elles. Ensemble, elles créent un profil idéal pour la médecine : un professionnel qui aime apprendre et qui ne baisse jamais les bras.

Ce Que Tu Dois Retenir

- La médecine n'est pas une course rapide, mais un **marathon intellectuel et humain**.
- La curiosité est ce qui te donnera envie d'explorer, de découvrir et d'innover.
- La persévérance est ce qui te permettra de tenir dans la durée.
- Ce mélange forge non seulement un bon médecin, mais aussi un chercheur ou un innovateur capable de transformer le futur de l'ophtalmologie.

Étapes d'Action pour les Lecteurs

- Nourris ta curiosité chaque jour : lis, observe, expérimente.
- Prépare-toi mentalement aux épreuves : l'échec peut être une étape normale.
- Cherche des mentors, professeurs ou praticiens qui sauront stimuler ta curiosité et encourager ta persévérance.
- Garde toujours en tête que chaque patient qui retrouvera la vue grâce à ton travail sera la meilleure récompense de tes efforts.

Salaire et Qualité de Vie : États-Unis, Canada et Europe

Choisir une carrière en médecine, et plus particulièrement en ophtalmologie, ne se résume pas à une passion scientifique. C'est aussi un choix de vie, influencé par les conditions de travail, les revenus et l'équilibre entre carrière et vie personnelle. Les différences entre les **États-Unis**, le **Canada** et l'**Europe (France en particulier)** sont notables, tant sur le plan salarial que sur la qualité de vie globale.

Les États-Unis : Des Revenus Élevés mais une Forte Pression

- **Salaire moyen** : entre **300 000 et 450 000 $ par an**, selon l'expérience, la localisation et le type de pratique (clinique privée ou hôpital universitaire).
- **Avantages** :
  - Revenus parmi les plus élevés au monde pour les ophtalmologistes.
  - Accès aux technologies les plus récentes et à une recherche de pointe.
  - Possibilité d'exercer en libéral avec grande autonomie.
- **Inconvénients** :
  - Longues années d'études coûteuses (dettes étudiantes pouvant dépasser 200 000 $).
  - Pression liée au système privé : concurrence, gestion administrative, assurances.
  - Moins de congés que dans d'autres pays (2 à 3 semaines par an en moyenne).

Qualité de vie : excellente pour ceux qui réussissent à s'installer dans un cabinet prospère, mais exigeante en termes de rythme de travail et de gestion financière.

Le Canada : Un Équilibre entre Revenu et Qualité de Vie

- **Salaire moyen** : environ **250 000 à 350 000 $ CA par an** (environ 180 000 à 250 000 €).
- **Avantages** :
  - Bon niveau de rémunération, surtout dans les grandes villes.

- o Système de santé public qui réduit la pression commerciale.
- o Qualité de vie élevée : plus de vacances, équilibre travail-famille valorisé.
- **Inconvénients** :
  - o Revenu inférieur aux États-Unis.
  - o Délais d'attente parfois longs pour certaines chirurgies, ce qui peut frustrer les praticiens et les patients.
  - o Forte concurrence pour les postes dans les grandes métropoles (Toronto, Vancouver, Montréal).

Qualité de vie : très bonne, avec un environnement de travail stable et des villes offrant un excellent cadre de vie, mais une pratique parfois limitée par les contraintes du système de santé public.

L'Europe (France en particulier) : Une Sécurité mais des Revenus Plus Modestes

- **Salaire moyen** :
  - o Hôpital public : environ **60 000 à 100 000 € par an** pour un praticien hospitalier.
  - o Secteur libéral : revenus très variables, de **120 000 à 250 000 € par an**, selon la localisation et la patientèle.
- **Avantages** :
  - o Études presque gratuites (par rapport à l'Amérique du Nord).
  - o Sécurité de l'emploi et protection sociale forte.
  - o Plus de congés et un rythme de travail plus équilibré.
- **Inconvénients** :
  - o Revenus bien inférieurs à l'Amérique du Nord.
  - o Contraintes administratives importantes (tarification, conventions avec la Sécurité sociale).
  - o Accès parfois limité aux technologies les plus récentes dans le secteur public.

Qualité de vie : bonne à excellente, surtout grâce à la protection sociale, mais avec un potentiel financier moins élevé que dans les pays anglo-saxons.

Comparaison Synthétique

Pays	Salaire moyen annuel	Avantages	Inconvénients	Qualité de vie
États-Unis	300 000 – 450 000 $	Revenus très élevés, technologies avancées	Études chères, dettes, pression forte	Élevée mais exigeante
Canada	250 000 – 350 000 $ CA	Bon équilibre travail-vie, sécurité du système public	Revenu inférieur, délais d'attente	Très élevée
France/Europe	60 000 – 250 000 €	Études gratuites, sécurité sociale, plus de congés	Revenus plus faibles, contraintes administratives	Bonne à excellente

Ce Que Vous Devez Retenir

- Les États-Unis offrent les salaires les plus élevés, mais au prix d'un investissement financier et d'une pression professionnelle importante.
- Le Canada offre un bon compromis entre rémunération et qualité de vie, avec un système plus équilibré.
- La France et l'Europe privilégient la sécurité sociale et la qualité de vie, mais avec des revenus plus modestes.
- Le choix ne dépend pas seulement du salaire : il reflète aussi une vision du métier et de la vie que l'on souhaite mener.

Étapes d'Action pour les Lecteurs

- Si vous visez les **États-Unis**, préparez-vous à un investissement financier lourd mais potentiellement très rentable.
- Si vous choisissez le **Canada**, attendez-vous à un excellent équilibre vie privée-carrière, mais à une pratique parfois contrainte par le système public.
- Si vous restez en **France ou en Europe**, profitez des études abordables et d'une bonne qualité de vie, tout en anticipant des revenus plus limités.
- Posez-vous la question essentielle : **"Qu'est-ce qui compte le plus pour moi : le revenu maximal, la stabilité, ou l'équilibre personnel ?"**

Glossaire Essentiel de l'Ophtalmologie et de l'IA Médicale

Ce glossaire a pour objectif d'aider le lecteur débutant à comprendre les termes techniques rencontrés dans le livre. Chaque définition est volontairement simple et pratique, pour faciliter la lecture et la mémorisation.

A

- **Acuité visuelle** : Capacité de l'œil à distinguer les détails d'un objet (mesurée en dixièmes, par exemple 10/10).
- **Angiographie rétinienne** : Examen qui consiste à injecter un colorant dans le sang pour observer les vaisseaux de la rétine.
- **Anti-VEGF** : Médicaments injectés dans l'œil pour bloquer la croissance de vaisseaux sanguins anormaux dans la rétine.
- **Astigmatisme** : Défaut de courbure de la cornée entraînant une vision floue ou déformée.

B

- **Biométrie oculaire** : Mesures de l'œil (longueur, courbure) utilisées avant une chirurgie comme la cataracte.
- **Blépharite** : Inflammation chronique du bord des paupières.

C

- **Cataracte** : Opacification progressive du cristallin qui trouble la vision.
- **Champ visuel** : Étendue de la vision périphérique (ce que l'on voit sur les côtés sans bouger les yeux).
- **Conjonctivite** : Inflammation de la membrane transparente recouvrant l'œil, souvent rouge et irritée.

175

- **Cornée** : Partie transparente à l'avant de l'œil, jouant un rôle majeur dans la mise au point.
- **Cristallin** : Lentille naturelle de l'œil qui ajuste la mise au point.

D

- **Dégénérescence maculaire liée à l'âge (DMLA)** : Maladie qui détruit la vision centrale, surtout après 60 ans.
- **Diabète (rétinopathie diabétique)** : Maladie qui abîme les petits vaisseaux sanguins de la rétine.

G

- **Glaucome** : Maladie silencieuse qui détruit progressivement le nerf optique, entraînant une perte de vision périphérique.

I

- **Implant intraoculaire** : Lentille artificielle placée dans l'œil après chirurgie de la cataracte.
- **Intelligence artificielle (IA)** : Ensemble de technologies permettant aux ordinateurs d'analyser et d'apprendre à partir de données (par exemple, reconnaître des anomalies sur des images de rétine).
- **Iris** : Partie colorée de l'œil qui régule la quantité de lumière entrant par la pupille.

K

- **Kératite** : Inflammation ou infection de la cornée.
- **Kératocône** : Maladie où la cornée s'amincit et prend une forme conique, entraînant une vision déformée.

L

- **Lampe à fente** : Microscope spécialisé utilisé pour examiner les structures de l'œil.
- **LASIK** : Chirurgie au laser qui corrige les défauts de vision (myopie, astigmatisme, hypermétropie).
- **Luxturna®** : Première thérapie génique approuvée pour traiter une maladie génétique rare de la rétine.

M

- **Macula** : Zone centrale de la rétine, responsable de la vision fine (lecture, reconnaissance des visages).
- **Myopie** : Trouble où l'on voit mal de loin, car l'œil est trop long ou la cornée trop courbée.

N

- **Nerf optique** : Câble qui transmet les images de l'œil au cerveau.

O

- **OCT (Tomographie par Cohérence Optique)** : Scanner de la rétine qui permet d'analyser ses couches en détail.
- **Ophtalmoscope** : Instrument permettant d'observer directement le fond d'œil.
- **Ophtalmologiste** : Médecin spécialisé dans les maladies et la chirurgie de l'œil.

P

- **Papille optique** : Point de départ du nerf optique, visible lors d'un examen du fond d'œil.
- **Presbytie** : Difficulté à voir de près qui survient avec l'âge, liée à la perte de souplesse du cristallin.

R

- **Rétine** : Fine membrane au fond de l'œil qui capte la lumière et envoie les signaux au cerveau.
- **Rétinopathie diabétique** : Maladie des vaisseaux rétiniens liée au diabète.

T

- **Tonométrie** : Mesure de la pression à l'intérieur de l'œil, utile pour dépister le glaucome.
- **Thérapie génique** : Technique médicale visant à corriger une maladie en insérant ou modifiant un gène.

Ce Que Vous Devez Retenir

- La plupart des termes techniques de l'ophtalmologie sont liés à la structure de l'œil ou aux maladies fréquentes (cataracte, glaucome, DMLA).
- Les technologies modernes comme l'**OCT**, le **LASIK** et les **anti-VEGF** représentent des piliers de la médecine actuelle.
- L'**IA** est un acteur émergent incontournable, notamment dans l'analyse massive d'images médicales.

Thank you for taking the time to read this Book.

If you found value in this book, I'd be deeply grateful if you took a few minutes of your time to share your feedback. An **honnest review on Amazon**, a personal recommendation to a colleague, or simply applying what you've learned in your work all go a long way. Your encouragement helps fuel future writing, research, and tool development — and inspires continued work that makes a real difference in the community.

— Eric LeBouthillier
Founder, AcraSolution

www.ingramcontent.com/pod-product-compliance
Lightning Source LLC
Chambersburg PA
CBHW071232210326
41597CB00016B/2025